健康之路丛书

农村卫生保健常识

NONGCUN WEISHENG BAOJIAN CHANGSHI

主　　编：张龙杰

副 主 编：汪力华　杨孟华　石元刚

编写人员：石元刚　徐晓阳　唐章华　刘方珍
石　英　龚西芬　陈玉梅　邓艳梅
王路敏　陈　琳　李智勇　蒋治彬
吴永兵　唐晓渝　潘文峰　刘敏华
黄晓凤　陈大鸣　李　娟　郑家昳
周召发　刘立华　罗　涛　蒲　霞
龚　茜　李　梅　潘文峰　李　斌
李万甫　杨术明　何　艳　孙　炯
吴　娟　于　静

西南师範大學出版社

图书在版编目(CIP)数据

农村卫生保健常识/张龙杰主编.—重庆:西南师范大学出版社,20011.10 (2016.4 重印)

ISBN 978-7-5621-4649-0

Ⅰ.农… Ⅱ.张… Ⅲ.①农村卫生－基本知识②保健－基本知识 Ⅳ.R127 R16

中国版本图书馆 CIP 数据核字(2009)第 143801 号

农村卫生保健常识

主　　编:张龙杰
总 策 划:周安平
策　　划:刘春卉　杨景罡
责任编辑:李　玲　宁　莎　廖小兰
封面设计:戴永曦　翔　子
版式设计:王玉菊　白　好
出版发行:西南师范大学出版社
　　　　　网址 www.xscbs.com
经　　销:全国新华书店
印　　刷:重庆紫石东南印务有限公司
开　　本:787mm×1092mm　1/32
印　　张:8
字　　数:205 千字
版　　次:2011 年 10 月　第 2 版
印　　次:2016 年 4 月　　第 2 次印刷
书　　号:ISBN　978-7-5621-4649-0
定　　价:16.00 元

序言

随着我国农村经济的发展和生活水平的提高，人们逐步由解决温饱到改善生活质量的转变，农民开始关注身心健康与愉悦。健康与长寿是人人追求的目标。但何为健康、怎样才能长寿，是农民朋友希望了解的知识。衰老对农民朋友而言已经和我们的祖辈时代不同了。由于长年耕种辛劳，我们大多数人的祖辈在30岁时开始发胖；40岁时出现皱纹，皮肤开始干燥；50岁时走路开始吃力，慢性病随之而来；60岁则需要别人照顾。过去常说"人到70古来稀"，然而在今天，很多人活到80岁、90岁，甚至百岁老人也不稀奇。那么，怎么才能健康与长寿呢？有什么奥秘吗？世界卫生组织提出，"人的健康和寿命，60%取决于自己，15%取决于遗传，10%取决于社会因素，8%取决于医疗条件，7%取决于气候的影响"。目前，威胁我们身体健康的许多疾病，都是由不健康的生活方式引起的。因此，作好中老年保健也是农民朋友健康与长寿的必由之路。下面将为你导读本书的主要内容，如世界卫生组织推荐的健康四大基石——合理膳食、适当运动、心理平衡、戒烟限酒，读后让你对本书有全面的了解，正确认识中老年保健的意义，使你掌握健康与长寿的全面知识与实用技能。

饮食与健康。我们知道低脂饮食可以阻止衰老，避免体重增加和胆固醇升高；水果和牛奶富含α-羟基酸，可以防止皮肤干燥、松弛和老年斑的形成。"吃出来的中老年疾病"里我们将讲述许多慢性疾病如高脂血症、糖尿病等与饮食的关系，并详细介绍中老年人应如何合理饮食。美国科学家首次从老鼠身上获得了饥饿能使青春永驻的科学证明，喂食很少的老鼠的寿命比能吃多少就喂食多少的同类的寿命长1倍。研究人员认为，人类采取这种饮食法可以延长寿命，而且精力充沛。因此，首先要设计一个可行的食谱：丰富的蔬菜、水果、豆类和粗粮，少量的瘦肉，适当服用维生素C、维生素E、β-胡萝卜素。其次，中老年人要根据劳动量控制饮食，防止发胖。但多数农民朋友由于每天劳动消耗大量体力，补充足够的营养也是必需的。

健身与健康。锻炼可以强身健体，有氧运动会延缓关节病的发生，要想让自己岁月无痕，必须制定一个作战计划去抵御岁月的侵蚀。“中老年人应坚持科学健身”将告诉中老年农民朋友怎样健身有益于健康。虽然，农民朋友每天都在劳动，但干农活并不能代替健身。“亿万农民健身活动”就是根据农民健康需要提出的。当然，由于农村条件限制，不可能有网球场等运动场所，必须因地制宜。其次，中老年人要积极融入社会生活中去，能够从充实的劳动和社会活动中获得愉悦感的人会更健康、更长寿。

保持良好心态与健康。心理健康有时比身体健康更重要，保持良好心态是健康与长寿的奥秘所在。“心理平衡是中老年人健康的法宝”将讲授中老年人的心理保健方法。人的一生不可能没有烦心事，都有可能遇到心理问题，“家家都有本难念的经”，如果不能坦然面对，注意自我调节，将会造成身心疾病。虽然农村不如城市那样喧闹，文化生活也较枯燥乏味，但也有比城市更好的空气和自然环境。中老年人成天忙碌在田间地头，一边劳动一边欣赏大自然赋予的自然美景，领略田园风光。农民朋友要学会利用乡村的有利条件，例如月下散步，乡间小道漫步，劳累之余坐在池塘边、庄稼地聊天，一样令人心情愉悦，生活中的烦恼会一扫而光，别有一番情趣。

生活方式、行为习惯与健康。有些人喜欢吸烟、酗酒，热衷于通宵达旦地打麻将，他们以为这是在尽情地享受人生。殊不知，这些不良生活方式与行为习惯是在透支生命。随着疾病的逼近和身体的衰弱，这些透支生命的人也正加速走向人生的尽头。而他们那时候多么希望能更好地享受更多的美好生活，但悔之晚也。“哪些生活方式对健康有害”等内容会告诉你吸烟、酗酒、久坐等生活方式对健康的危害，哪些是健康文明的休闲娱乐方式等。

做好中老年常见病防治与健康。要学会及时发现疾病，尽早预防或治疗。如果酿成大病，一发不可收拾，会造成终身痛苦和遗憾。如果掌握了疾病防治知识，那么这些是完全可以避免。如何合理使用药品，怎样正确选择保健品，这都是中老年朋友们所关心的问题，本书都会给你满意的答复。

不管一个人多么富有，如果没有了健康和生命，再多的钱也等于零。因此，保健比什么都重要，要从生活的一点一滴做起，筑起健康的长城。永葆青春，永远快乐，永远健康，是人生的最大幸福。我们这本书就是为保健防病、延年益寿提供重要实用的健康指南，为农民朋友的健康服务。只要你抽点时间阅读，一定会使你终身受益。

目录

上篇

农村卫生保健常识

下　篇

中老年卫生保健

上　篇

农村卫生保健常识

上 篇

农村卫生保健常识

概论 做好农村初级卫生保健的意义

一、初级卫生保健的含义

初级卫生保健(primary health care,简称 PHC),是世界卫生组织于 1978 年 9 月在前苏联的阿拉木图召开的国际初级卫生保健大会上提出的概念。《阿拉木图宣言》给初级卫生保健下的定义是:初级卫生保健是依靠切实可行,学术上可靠又受社会欢迎的方法和技术,通过社区的个人和家庭的积极参与普遍能享受的,并在本着自力更生及自决精神在发展的各个时期群众及国家能够负担得起的一种基本的卫生保健。实施初级卫生保健是实现“人人享有卫生保健”目标的基本途经和基本策略。具体来说,初级卫生保健至少包括四层含义、四个任务、八项要素。

1. 四层含义

第一,从人民的需要来看,是最基本的、必不可少的保健;社区、个人和家庭均能获得;费用低廉、群众乐于接受的卫生保健。

第二,从卫生系统的地位和作用来看,是应用切实可行、学术上可靠的方法和技术,最初对居民提供卫生保健的卫生组织;是国家卫生体制的一个重要组成部分和基础;是以大卫生观念为基础,工作领域更宽,内容上更加广泛。

第三,从政府职责和任务来看,是各级政府职责任务和经济社会发展的重要组成部分;是各级政府为人民服务、关心人民生活疾苦的重要体现;是各级政府组织有关部门和社会各界参与卫生保健活动的有效形式。

第四，从经济发展来看，是社会经济全面发展的组成部分；是社会主义精神文明建设的重要标志和具体体现；是农村社会保障体系的重要组成部分。

2. 四个任务

健康促进：包括健康教育、保护环境、合理营养、饮用安全卫生水、改善卫生设施、开展体育锻炼、促进心理卫生、养成良好生活方式等。

预防保健：在研究社会人群健康和疾病的客观规律及它们和人群所处的内外环境、人类社会活动的相互关系的基础上，采取积极有效措施，预防各种疾病的发生、发展和流行。

合理治疗：及早发现疾病，及时提供医疗服务和有效药品，以避免疾病的发展与恶化，促使早日好转痊愈，防止带菌（虫）和向慢性发展。药物应用以“节约、有效”为原则，那些药物应用“愈多愈有效”、“愈多愈好”的观念是错误的。滥用药物不仅造成药物浪费，增加患者家庭经济负担，也增加了药物不良反应发生的可能性。

社区康复：对丧失了正常功能或功能上有缺陷的残疾者，通过医学的、教育的、职业的和社会的综合措施，尽量恢复其功能，使他们重新获得生活、学习和参加社会活动的能力。

3. 八项要素

八项要素包括：普及健康教育；改善食品供应和合理营养；供应足够的安全卫生水和基本环境卫生设施；妇幼保健和计划生育；主要传染病的预防接种；预防控制地方病；常见病和外伤的合理治疗；提供基本药物。

在 1981 年第 34 届世界卫生大会上，除了上述八项以外，又增加了“使用一切可能的方法，通过影响生活方式，控制自然、社会心理环境来防治非传染性疾病和促进精神卫生”一项内容。强调重视工业发展和生活方式改变可能带来的职业性疾病、慢性病、外伤和肿瘤的预防及精神卫生等，这一切都应包括在初级卫生保健的内容中。

二、中国农村初级卫生保健

2002 年 4 月，我国颁布了《中国农村初级卫生保健发展纲要(2001～2010 年)》，提出了以下 8 项主要任务。

①落实疾病预防控制措施，重点控制传染病、地方病、寄生虫病、职业病和其他重大疾病，加强精神卫生工作，防止各种意外伤害。稳定计划免疫接种率，提高现代结核病控制策略的人口覆盖率。预防、管理慢性非传染性疾病，做好老年保健。

②提高乡、村卫生机构常见病、多发病的诊疗水平，规范医疗服务行为，为农村居民提供安全有效的基本医疗服务。

③加强对孕产妇和儿童的管理，提高农村孕产妇住院分娩率，稳步降低孕产妇死亡率和婴儿死亡率，改善儿童营养状况，不断提高妇女儿童健康水平。

④加大农村改水、改厕力度，提高农村自来水及农村卫生厕所普及率，结合小城镇和文明乡镇建设，创建卫生乡镇，改善农村居民的劳动和生活环境。

⑤开展健康教育和健康促进，积极推进“全国亿万农民健康促进行动”(原“全国九亿农民健康教育行动”)，提高农村居民基本卫生知识知晓率和中小学健康教育开课率，倡导文明健康的生活方式，增强农村居民的健康意识和自我保健能力，促进人群健康相关行为的形成。

⑥依法加大对公共卫生、药品和健康相关产品的监督力度，控制危害农村居民健康的主要公共卫生问题，努力抓好食品卫生、公共场所卫生和劳动卫生。

⑦充分利用中医药资源，发挥中医药的特点与优势，不断提高农村中医药服务水平。

⑧完善和发展农村合作医疗，探索实行区域性大病统筹，逐步建立贫困家庭医疗救助制度，积极实行多种形式的农民医疗保障制度。

第一章 居住卫生

一、居所卫生

1. 什么是居所卫生

居所卫生是指人们在生活、休息、团聚过程中所涉及的卫生问题。包括住宅的选址与设计、建筑材料的选择、室内污染的控制以及与健康的关系等。

2. 村民建房应如何选址才符合卫生要求

选址时要摒弃请“风水先生”查看风水这种封建迷信思想。要根据《农村住宅卫生标准》的要求，科学地选择房址。在坚持有利生产、方便生活原则的同时，达到下列卫生要求：

①地势平坦，略向南倾斜，以便排除雨雪水，防止积水。

②地点要合适，有利于耕作。一般来说，村民住宅离耕作地点距离最好不超过 2～2.5 千米。

③住宅要有良好的通风与日照条件，住宅之间要保持一定的距离，基本要求是后排住宅在大寒日能保证 2 小时的日照。

④住宅要远离铁路、公路干线，以减少交通事故发生的机率以及和污染因素接触的机率。

⑤新住宅的选址应有量足质好的地下水或地面水源，便于水源的保护。

3. 住宅应如何设计才有利于身体健康

①每户居室应有主室（客厅、卧室等）和辅室（厨房、卫生间等），各居室之间应设计合理。主室应与辅室充分隔开，卧室应

配备最好的朝向，主室和厨房应有直接的采光，厨房和卫生间应有良好的通风。

②住宅的朝向最好坐北朝南，因为住宅的朝向对室内的日照和通风都有直接影响，还关系到改善住宅的微小气候和获得良好的自然采光，具有重要的卫生学意义。

③在选择朝向时还必须同时考虑前后两栋住宅之间应保持适宜的距离。

④住宅的层高、面积及进深对改善住宅内微小气候、自然采光、空气新鲜程度都有直接影响。一般来说我国南方住宅层高不少于 3 米，北方住宅层高不少于 2.8 米较为适当；达到基本卫生条件的居住面积人均为 6～9 平方米，健康住宅应达到人均 15 平方米；一切采光的居室进深不要超过地平至窗上缘高度的 2～2.5 倍，两侧采光的居室进深不要超过地平至窗上缘的 4～5 倍。

⑤合理的采光对机体的生理状况有良好的作用。农村住宅的采光系数应在 1/8～1/10 之间。采光系数是指有效的采光面积（指窗玻璃面积）与室内地面面积的比。

⑥合理的庭院绿化不但能够保持水土、防风固沙，而且还可以起到调节气候、吸收二氧化碳、保持空气新鲜、美化环境等作用。

4.为何要求住宅通风良好

通风良好的住宅，可以使新鲜空气持续流入室内，污浊的空气不断排出室外，以减少细菌、病毒在室内的传播机会，这对保持身体健康十分有利。因此农村住宅不论冬季夏季均应注意通风。目前农村住宅主要依靠自然通风，如开门、开窗及利用穿堂风等来达到通风的目的。

5. 潮湿的住宅对人体健康有什么影响

潮湿的住宅，墙壁发潮、鼓胀、开裂，墙纸或粉刷物易脱落和生霉，并发出臭气。如果长期住在空气潮湿的居室中，会使身体的体温调节功能遭到削弱，抵抗力下降，容易患上风湿性疾病和上呼吸道疾病。此外，潮湿的住宅还会缩短家具和住宅的使用时间。

6. 室内污染与健康的关系

室内污染是指由于室内引入能释放有害物质的污染源，或者室内环境通风不佳，导致室内空气中有害物质的数量和种类不断增加，引起人们一系列不适应症状的现象。

室内污染主要来源于以下几个方面：室外污染气体侵入室内；人体呼吸、新陈代谢等活动产生的污染；烹调、燃烧而生成的有害物质，包括吸烟等；室内装修材料及生活日用品中释放出来的有害气体；室内生物性污染；家用电器释放出有害气体及电磁辐射等污染。

出现室内环境污染症状主要有以下几个方面：眼睛，尤其是角膜，鼻黏膜及喉黏膜有刺激症状；嘴唇干燥；皮肤红斑、荨麻疹、湿疹等；容易疲劳；容易出现头痛和呼吸道感染症状；经常有胸闷窒息样的感觉；经常产生原因不明的过敏症；经常出现眩晕、恶心、呕吐等感觉。

控制室内污染源是减少和消除室内污染最有效的途径。如减少吸烟、进行燃具改造、加强室内通风换气、选用符合国家标准的装修材料等。

7. 卧室应注意的卫生问题

①常开窗通气。卧室内存在多种污染物，如果通风不良，污染物可长时间停留在室内，损害人体健康。

② 不要在卧室内吸烟。如果在卧室内吸烟，烟雾污染物大部分可被吸附或降落在衣物、床上用品上，严重污染室内环境。

③ 经常清洗和晾晒床上用品，这样既可保持床上用品的清洁卫生，还能清除和杀死尘螨、跳蚤等有害生物。

④ 干活或下班回家后，不宜马上在床上坐卧，以免身上和衣物上的灰尘污染床上用品。

⑤ 床下不要存放东西，以便于经常清扫。

⑥ 卧室内要少放电器，从而降低电磁辐射。

8. 如何修建卫生厨房

①选址要恰当。一般厨房应建在住宅下风向，以避免油烟进入室内。同时要与猪、牛栏等牲畜圈和敞开式厕所保持一定的距离，防止人与牲畜的粪便污染食物及食具。

②面积不宜过窄，以免厨房内空气不畅通、操作不便等。

③内墙最好用瓷砖贴至离地面有 1.5 米的高度，地面应平整，有一定的坡度，以防止积水，厨房下水道应取暗沟。

④门窗须设纱门、纱窗，保持厨房内无蝇、无鼠、无蟑螂，并有良好的排烟通风装置。

⑤厨房采光要好，一般将灶具安排在采光的窗户下，以保证有足够的光线而不至于发生失误和意外。

9. 卫生间应注意的卫生问题

由于卫生间湿度大、空间小，为细菌、霉菌以及蚊蝇等有害生物创造了有利的滋生条件，严重影响人的身心健康。因此要随时保持卫生间通风良好、排水通畅，减少在卫生间的停留时间。

二、动物饲养

1. 修建牲畜圈、栏时应注意哪些卫生问题

牲畜圈布局要有利于生产，方便饲养。应与生活区保持一定距离，至少要保持在100米。这样，一方面在一定程度上控制了嗜人、畜血的昆虫媒介传播人畜共患疾病。另一方面，也避免了畜舍中散发出来的臭气对人们生活的影响。

应建在饮用水源的下游。为避免畜粪及畜舍的污水污染水源，防止传染病的发生，畜舍应建在饮用水源的下游，并与水源保持适当的距离。

应建在地势较高、干燥，通风良好，有充足日照，居当地主导风向的下侧，地面具有一定的坡度的地方。这样，干燥的环境可使病菌丧失生存能力，减少传染病的发生，同时可以防止被水淹而扩散畜粪中的病菌。在主导风向的下侧也减少了畜舍的臭气对人们生活的影响。

牲畜圈要有畜舍、围墙、露天活动场、食槽、排水沟及积肥设施。要防止蚊蝇滋生，因此圈内不提倡垫草沤肥。要有畜粪无害化处理场所。畜舍在整个牲畜圈中的位置略高，地面要做到不渗水、不漏水，经常保持干燥清洁，舍内要宽敞，便于管理。牲畜饲料加工、贮藏场所要保持清洁卫生，防止饲料生霉、腐败。从卫生学角度讲，提倡牲畜圈相对集中，分片圈养，便于卫生管理。

2. 如何修建卫生的鸡鸭舍

修建鸡鸭舍的总的卫生要求与牲畜圈的卫生要求相似，但结合鸡鸭的生活特点，鸡鸭舍也有与牲畜圈不同的地方。鸡鸭舍应建在向阳避风、住宅的下风向，并与住宅或居室的门、窗保持一定距离的地方。鸡鸭舍内的设计一般分为设置楼层和不设楼层两种。我国南方农村养鸡鸭不多的农民家庭一般采用不设楼层的鸡鸭舍，鸡鸭的吃、睡、排粪、产蛋都挤在一间小鸡鸭舍内。从卫生角度来讲，这种鸡鸭舍卫生条件较差，里面潮湿、阴暗，粪食不分，鸡鸭容易患病，同时也污染环境。家庭养鸡鸭较多或养鸡鸭专业户以及集体鸡鸭舍，一般采用分层式，这种鸡鸭舍要求地方比较宽敞，鸡鸭笼用木棍或其他材料分格分层，并安装了产蛋的专用设施，便于将鸡鸭生的蛋集中到一起，一可防止鸡鸭啄蛋，二可防止鸡鸭粪污染鸡鸭蛋。鸡鸭粪则通过栅栏或楼层落下到底层。鸡鸭食槽、蛋槽以及鸡鸭粪三者互不干扰，避免污染，既做到了鸡鸭舍的通风、干燥、明亮，符合卫生要求，又满足了积肥的要求。

3. 畜舍为什么要坐北朝南

采用坐北朝南的方向，可以保证畜舍内冬暖夏凉，光照充足，对牲畜的生长发育有以下好处：充足的阳光可促进牲畜皮肤中毛细血管的血液循环，有助表皮细胞的生长，增强抵抗疾病的能力；充足的阳光可促进钙磷代谢，使皮肤内的维生素 D 元转化为维生素 D，促使骨骼健康发育；充足的阳光含有一定的紫外线，能杀灭畜舍内和畜体上的病原体，可减少传染病的发生。为了获得充足的阳光，畜舍应当坐北朝南。

4. 畜舍区为什么要设隔离圈

医院有一种叫隔离病房或隔离观察室的房间，是专为被怀疑为传染病的患者或确认为传染病的患者设立的。同理，畜舍区设隔离圈舍，也就是将患病牲畜，特别是患传染病的牲畜与健康牲畜隔离，以避免传染病的蔓延与流行，造成不必要的经济损失。

隔离圈与健康牲畜畜舍之间要保持多少距离才合适呢？一般来讲，至少要保持 30～50 米的距离，以单独的建筑为最好。

5. 禽畜类为什么要打预防针

禽畜类传染病如牛痘、猪瘟、鸡瘟、鸭瘟等是危害禽畜最严重的一类疾病，它不但在短时间内可引起禽畜的大量死亡，造成巨大的经济损失，同时，那些以患病、带菌的动物为主要传染源的人畜共患疾病如炭疽病、布鲁菌病等，还可严重危及人们的生命安全。因此，有必要采取适当措施，来阻止这些传染病的发生。

从传染病流行的三个基本环节（传染源、传播途径、易感动物）着手，无论针对其中哪个环节，都能有效地控制病症的发生与蔓延，其做法是消灭（或控制、管理）传染源，切断传播途径，保护易感动物。给禽畜类打预防针，就是针对第三个环节，保护易感动物，使其免遭传染病的侵袭。

6. 为什么要注意畜体卫生

饲养牲畜，保持其体表清洁是非常重要的卫生工作之一。牲畜的皮肤、毛层是与外界环境直接接触的部分，它们的卫生状况的好坏，直接影响到牲畜的健康。要保持畜体卫生，可以采用以下方法：让牲畜定期洗澡。可在饮用水源的下游，选择适当的河段，供牲畜洗澡，以洗掉皮肤、毛层上的污物；经常给牲畜梳理毛层。可加强血液循环功能，促进机体新陈代谢过程，增强抗病能力；保持牲畜蹄部清洁。牲畜蹄部直接与地面接触，容易受污染而使病原体进入畜舍或污染牧场，因此，应经常注意保持蹄部清洁。

7.禽畜饲养中怎样做好消毒工作

在禽畜饲养中，为预防禽畜传染病、人畜共患传染病的发生，避免不必要的经济损失，必须做好消毒工作。包括：

①禽、畜舍的预防性消毒，如禽畜舍、牧场、饲料、饮用水具等，一年至少进行2次，时间最好选择在春、秋季节。

②随时消毒。当发生传染病时，应及时地、系统地、全面地进行消毒。这样，可以大大减少外环境中病原体的数量，以阻断传染病的传播。

③终末消毒。当禽畜病死或离开禽畜舍后，为了消灭残留的病原体，必须进行彻底的终末消毒，以防止新病例发生。

三、四害防治

1.灭鼠要彻底

(1)治标——采取安全有效的方法杀灭老鼠

一是可以采取粘鼠胶板、鼠夹、鼠笼等器械开展灭鼠，成本低但破坏性和误伤机会较大。

二是用灭鼠毒饵灭鼠。但一定要选用国家允许使用的高效、安全的灭鼠剂如敌鼠钠盐、溴敌隆、大隆、杀鼠迷等进行灭杀，千万不要使用国家禁用的、不安全的剧毒灭鼠药。投药一定要注意：一方面投药部位要选好，沿墙脚投放，最好放在鼠洞、鼠经常出没的地方、房屋出入口转角位等处，尽量选择干净、干爽、隐蔽的地方;对露天场所灭鼠宜通过设立毒饵盒进行灭杀。另一方面要坚持全方位饱和投药,就是不要遗漏任何地方,连续投药5~7天,并每天观察鼠药量的变化,发现少了就补,如果一次性吃完,则加倍量补投,直到老鼠不再吃为止。一般情况下,投药后3~4天开始出现死鼠,死鼠高峰期在5~7天。

三是养猫,猫是老鼠的天敌。

(2)治本——从源头上消除老鼠的滋生场所

要经常开展环境卫生整治活动,搞好室内外环境卫生,清除暴露垃圾和杂物,物品摆放要整齐,尤其要管理好粮食、食品、水源、牲畜家禽饲料等,并用水泥堵塞房间内各类管道出入口、缝隙、鼠洞,下水道口封口装置要达到防鼠要求。

2.灭蟑要治脏

使用各种药物灭杀蟑螂(俗称"偷油婆")固然有一定效果,但种种迹象和灭杀经验表明,哪里环境卫生脏乱,哪里蟑螂就猖獗,凡是蟑螂侵害严重的地方,通常都是卫生状况很差的场所。所以,搞好卫生、治理环境才是消灭蟑螂的基础性措施。

一是要彻底搞好卫生,尤其要注意楼梯通道、走廊、厨房、厕所、下水道、杂物堆等易产生卫生死角的地方的清扫保洁工作,尽量减少蟑螂获取食物和栖息的机会。二是要及时清除蟑螂栖息场所。可以采用石灰、水泥或硅胶等材料进行堵洞塞缝,采用纱门纱窗修补门窗,采用小眼的不锈钢丝网盖住下水道口,采取更换和翻新方式整修旧房,让蟑螂无藏身之地。三是要保管好剩余食物。

3.夏秋季驱避蚊子的方法

夏秋季节湿热多雨,有不少低洼地方积水不流,成为一潭死水，非常有利于蚊子繁殖。所以，消灭蚊子最首要的方法是搞好环境卫生，铲除其滋生的条件。另外，蝙蝠、燕子、蜻蜓、蜘蛛、壁虎、青蛙等，都是蚊子的天敌，要加以保护，让它们来消灭蚊子。

目前市场上常见的驱蚊产品主要有四大类：第一类是气雾剂，第二类是蚊香，第三类是驱避剂，第四类是需要稀释使用的喷射剂，家庭多使用前三种。

气雾剂属触杀型驱蚊产品，主要用于应急处理。发现蚊虫时，只要对准目标少量喷洒就可以达到效果。蚊香：包括盘香、电热蚊香片和液体蚊香。电蚊香和液体蚊香无烟、洁净、价格适中，到目前为止尚未发现毒副作用，因而更适宜家庭使用。建议使用方法：睡前1～2小时将门窗紧闭，点燃蚊香，待进入室内睡觉时再将门窗打开，以保持空气流通。驱避剂：使用方便，不受时间和使用条件的限制，直接涂抹于裸露的皮肤上即可起到驱蚊效果。如驱蚊花露水、风油精、避蚊酯等。另外，夏季由于出汗多，要勤洗澡以减少蚊子侵袭的机会。蚊子大都喜欢比较弱的光线，深色衣服反光能力弱，易遭蚊子叮咬；而白色衣服反射光线较强，因此，穿白色衣服对蚊子也有一定的驱避作用。

4. 灭蝇重在滋生地治理

苍蝇的种类很多，每个季节都有不同种类的苍蝇出现，但在我们的生活周围最常见的苍蝇还是小家蝇、绿蝇、丽蝇、大头金绳等少数几种。每种苍蝇都有它特有的滋生场地，如小家蝇在我们生活周围的垃圾箱最常见；绿蝇和丽蝇在农贸市场的水产摊位和水果摊位最多见；大头金蝇常在倒粪池等处见到。

对苍蝇的防治，最重要的是对各类滋生地的治理：一是及时清倒垃圾，盛装垃圾的容器和垃圾房要定期用水冲洗，清除角落的存土，减少苍蝇的产卵繁殖；二是养成良好的卫生意识，不乱倒垃圾、不乱泼污水，保持环境的卫生；三是公共场所要有专人保洁，农贸市场、食品加工的垃圾要袋装清运；四是保持下水道、化粪池的通畅，防止堵塞、溢满，从而减少苍蝇的滋生场地。

四、饮水卫生

1. 水源的选择

水是生命之源。选择水源的原则是：水量充沛、水质良好、易于防护、经济合理。在我国农村地区，饮水水源主要有地下水源和地表水源两大类。

并非所有的水源都可以作为饮水水源。作为饮水的水源必须符合国家有关的饮水水源水质卫生标准。一般说来，选择江河湖泊水作为饮水水源是最好的。但选择江河湖泊水作饮水水源往往需要建立水厂才能实现，这对部分农村地区有一定困难。因而，在无江河湖泊的地方，或因条件限制一时不能建立水厂的地方，可首选不易受污染的泉水或地势较高的水库水作为饮水水源。其次，可选择地下水作为饮水水源。尽量不选择污染较大的堰塘水作为饮水水源。

2. 水源的保护

(1)集中式供水水源的保护

集中式供水是指由水源集中取水，经统一净化消毒后，通过输水管送到用户的供水方式。在农村地区主要是乡镇水厂和单位自建水厂，其水源多为水库、江河湖泊等。

水源为水库、湖泊水的(通俗说的“死水”)，取水点周围半径100米的水域，不得有工业和生活废水直排；严禁捕捞、网箱养殖、游泳和从事其他污染水源的活动。应设立醒目的水源保护标志。

水源为江河水的(通俗说的"活水"),取水点上游1 000米至下游100米的水域,不得有工业和生活废水直排;其沿岸不得堆放废渣,不得设立有毒有害物品仓库和粪池等。应设立醒目的水源保护标志。

(2)分散式供水水源的保护

除集中式供水外,其他供水方式均为分散式供水。也就是日常生活中村民自取水。其水源多为地下水,也可是水库、江河湖泊水。

由于分散式供水的取水点分散,对水源实施有效保护的难度较大。如采用打水井、修集水池的方式取水,则应将水井、集水池建于地势较高的地方,其周围20~30米范围内,无厕所、粪池等污染源。同时,还应在取水口加盖、加锁;如水源为水库、江河湖泊水,参照集中式供水实施水源保护。

3. 水质净化消毒

水质净化是通过必要的处理工艺,除去水中的悬浮物质、胶体物质、细菌及其他有害成分,有效改善水质,使之基本符合饮用水要求。水质消毒是指杀灭水中病原微生物,其目的是切断传染病的传播途径,预防传染病的发生和流行。

由于集中式供水所供水的人群较多,涉及面广,对其水质净化消毒需在专门的国家机构指导下进行,此处不作重点介绍。下面主要介绍一下分散式供水的水质净化消毒。

(1)水质净化

在农村地区,对水质进行净化可以采取沉淀和过滤的方法。

沉淀主要用于浑浊度较大的水质处理。对水进行沉淀时，可采用自然沉淀，就是将水静止搁置一定时间，让水中的悬浮物自然沉淀于底部。但此方法用时较长，且沉淀效果不理想。最好是在水中加入混凝剂（如明矾等）进行沉淀。此方法快捷、操作简便、成本也不高，也是民间最常用的方法，但不能对水进行搅匀，不适合对蓄水量较大的水池或水井水进行处理。

过滤是利用滤料（石英砂、鹅卵石、活性炭等）除去水中的腥味和杂质。这里介绍两种简单的过滤方法。一是砂滤井，即在井底铺 15 厘米厚的鹅卵石（石头直径 15～25 毫米），其上再铺 70 厘米厚的砂层；二是砂滤缸，即在缸里自下而上铺 10～15 厘米棕皮两层，沙子 40 厘米，鹅卵石 5 厘米。滤料必须定期清洗或更换，防止水质二次污染。

值得注意的是，如水质中某些微量元素，如氟、铁、锰、砷等超标，则需要采用专门的过滤方法进行处理。碰到这种情况，可请当地专业机构指导水质处理方法。

(2)水质消毒

对水质进行消毒主要有物理消毒法和化学消毒法两种。

物理消毒是利用温度、压力、红外线、电离辐射等物理因素杀灭水中病原微生物的方法。农村家庭常用的水消毒法是煮沸消毒法，将水煮沸即可，适合对少量饮水的消毒。

化学消毒法是利用化学药品杀灭水中病原微生物的方法。农村地区可采用漂白粉消毒法和液氯消毒法对蓄水量较多的水池（井）水进行消毒。消毒效果以水中余氯测定含量达到 0.05 毫克/升为合格（可购买简易余氯测定器检测，价格比较便宜）。需要说明的是，使用化学消毒法消毒的水，因消毒效果不持久，最好不要直接饮用。饮用前，仍需将水煮沸。

第二章　饮食营养与卫生

一、食物的种类

人类的食物是多种多样的。各种食物所含的营养成分也不完全相同，每种食物都至少可提供几种营养物质。

食物可分为五大类：第一类为谷类及薯类，谷类包括米、面、杂粮，薯类包括马铃薯、甘薯、木薯等，主要提供碳水化合物、蛋白质、膳食纤维及B族维生素；第二类为动物性食物，包括肉、禽、鱼、奶、蛋等，主要提供蛋白质、脂肪、矿物质、维生素A、B族维生素和维生素D；第三类为豆类和坚果，包括大豆、其他干豆类及花生、核桃、杏仁等坚果类，主要提供蛋白质、脂肪、膳食纤维、矿物质、B族维生素和维生素E；第四类为蔬菜、水果和菌藻类，主要提供膳食纤维、矿物质、维生素C、胡萝卜素、维生素K及有益健康的植物化学物质；第五类为纯能量食物，包括动植物油、淀粉、食用糖和酒类，主要提供能量，动植物油还可提供维生素E和必需脂肪酸。

1. 谷类食物

谷类食物是中国传统膳食的主体，是人体能量的主要来源，也是最经济的能源食物。坚持以谷类为主食，可以避免高能量、高脂肪和低碳水化合物膳食的弊端。人们应保持每天适量的谷类食物摄入，一般成年人每天摄入250～400克为宜。另外要注意粗细搭配，经常吃一些粗粮、杂粮和全谷类食物，每天最好能吃50～100克。稻谷、小麦不要加工研磨得太精，否则谷类表层所含维生素、矿物质等营养素和膳食纤维大部分会流失到糠麸之中。

2. 蔬菜水果和薯类

新鲜蔬菜水果是人类平衡膳食的重要组成部分，是维生素、矿物质、膳食纤维和植物化学物质的重要来源，水分多、能量低。薯类含有丰富的淀粉、膳食纤维以及多种维生素和矿物质。富含蔬菜、水果和薯类的膳食对保持身体健康，保持肠道正常功能，提高免疫力，降低患肥胖、糖尿病、高血压等慢性疾病风险均具有重要作用。推荐我国成年人每天吃蔬菜 300～500 克，水果 200～400 克，并注意增加薯类的摄入。

蔬菜的选择也有讲究。首先鼓励选择新鲜和应季蔬菜，避免储存时间过长，以免一些营养物质的流失。另外，尽可能选择多种蔬菜食用。鉴于深色蔬菜的营养优势，应特别注意摄入深色蔬菜，使其占到蔬菜总摄入量的一半，还要注意增加十字花科蔬菜、菌藻类食物的摄入，如小白菜、萝卜、蘑菇、木耳、海带等。腌菜和酱菜含盐较多，维生素损失较大，应少吃。吃马铃薯、芋头、莲藕、山药等含淀粉较多的蔬菜时，要适当减少主食，以避免能量摄入过多。

此外，合理烹调蔬菜应做到先洗后切、急火快炒、开汤下菜、炒好即食。

3. 奶类、大豆及其制品

奶类是一种营养成分齐全、组成比例适宜、易消化吸收、营养价值高的天然食品，主要提供优质蛋白质、维生素 A、维生素 B_2 和钙。

常见的奶类有牛奶、羊奶和马奶等鲜奶，其中以牛奶的食用量最大。进一步加工可制成各种奶制品，如奶粉、酸奶、炼乳、奶酪等。奶粉是液态奶经消毒、浓缩、干燥处理而成，其中对热不稳定的营养素（如维生素 A）略有损失，蛋白质消化能力略有改善。奶粉储存期较长，食用方便。酸奶是指在消毒的鲜奶中接种乳酸杆菌后，经发酵培养而成的奶制品，易于人体消化吸收，除乳糖分解形成乳酸外，其他营养成分基本没有变化。酸奶更适宜于乳糖不耐受者、消化不良的病人、老年人和儿童等食用。为了改善我国居民钙营养状况，建议每人每天饮奶 300 克。

大豆包括黄豆、黑豆和青豆。大豆制品通常分为非发酵豆制品和发酵豆制品两类：非发酵豆制品有豆浆、豆腐、豆腐干、腐竹等，发酵豆制品有豆豉、豆瓣酱、腐乳、臭豆腐、豆汁等。

大豆含丰富的优质蛋白质、必需脂肪酸、B 族维生素、维生素 E 和膳食纤维等营养素，且含有磷脂、低聚糖，以及异黄酮、植物固醇等多种植物化学物质。为提高农村居民的蛋白质摄入量，应适当多吃大豆及其制品，建议每人每天摄入 30～50 克大豆或相当量的豆制品。

4. 鱼、禽、蛋和瘦肉

鱼、禽、蛋和瘦肉均属于动物性食物，是人类优质蛋白、脂类、脂溶性维生素、B 族维生素和矿物质的良好来源，是平衡膳食的重要组成部分。

禽类食品指鸡、鸭、鹅等的肌肉及其制品。可加工烹制成各种美味佳肴，是一类食用价值很高的食物。禽类可提供多种维生素，以维生素 A 和 B 族维生素为主，肝脏中含量最多。禽类含有多种矿物质，内脏含量普遍高于肌肉。其中鸭肝含铁最为丰富。

蛋类包括鸡蛋、鸭蛋、鹅蛋、鹌鹑蛋、鸽蛋及其加工制成的咸蛋、松花蛋等。蛋类的营养价值较高，蛋黄中维生素和矿物质含量丰富，且种类较为齐全，所含卵磷脂具有降低血胆固醇的作用。但蛋黄中的胆固醇含量较高，不宜过多食用，正常成人每日可吃一个(鸡)蛋。

畜肉类包括猪、牛、羊等的肌肉、内脏及其制品。畜肉的肉色较深，呈暗红色，故有“红肉”之称；而禽肉及水产动物的肉色较浅，呈白色，故又称“白肉”。“白肉”与“红肉”比较，脂肪含量相对较低，不饱和脂肪酸含量较高，特别是鱼类，含有较多的多不饱和脂肪酸，对预防血脂异常和心脑血管疾病等具有重要作用，因此宜作为首选食物。

由于猪肉的脂肪含量较高，饱和脂肪酸较多，不利于心脑血管病、肥胖等疾病的预防，因此应降低其摄入比例。瘦肉中脂肪含量相对较低，因此提倡吃瘦肉。

动物肝脏中脂溶性维生素、B族维生素和微量元素含量丰富，适量食用可改善我国居民维生素A、维生素B_2等营养欠佳的状况。但脑、肾、大肠等含有大量胆固醇和饱和脂肪酸，大量食用有升高血脂的危险。

二、减少烹调油用量，吃清淡少盐膳食

高脂肪、高胆固醇膳食(包括摄入过多的烹调油和动物脂肪)是高脂血症的危险因素。长期血脂异常可引起脂肪肝、动脉粥样硬化、冠心病、脑卒中、肾动脉硬化、肾性高血压、胰腺炎、胆囊炎等疾病。高脂肪膳食也是发生肥胖的主要原因，而肥胖是糖尿病、高血压、血脂异常、动脉粥样硬化和冠心病的独立危险因素。因此，为避免脂肪摄入过多的危害应严格控制烹调油用

量。建议每天烹调油摄入量不超过25克或30克。另外，富含淀粉类的食品，如面粉类、薯类食品等，油炸时可能会产生丙烯酰胺等有害成分，不宜多吃。

食盐的主要成分是氯化钠，氯化钠中的钠元素是我们体内不可缺少的一种化学元素。人体需要的钠主要从食物和饮水中来，食盐、酱油、味精、酱和酱菜、腌制食品等都可以提供较多的钠，肉类和蔬菜也可以提供少部分钠。膳食盐的摄入量过高与高血压及相关慢性疾病的患病率密切相关。高血压流行病学调查证实，人群的血压水平和高血压发病率均与食盐的摄入量密切相关。

中国营养学会建议健康成年人一天食盐（包括酱油和其他食物中的食盐量）的摄入量是6克。为减少食盐摄入量，首先要自觉纠正口味过咸而过量添加食盐和酱油的不良习惯，对每天食盐摄入采取总量控制，用量具量出，每餐按量放入菜肴中。

三、食不过量，天天运动，保持健康体重

进食量和运动是保持健康体重的两个主要因素。

健康体重的判断标准是用国际通用的体质指数来衡量，以权衡身高对体重的影响，体质指数由体重（千克）除以身高（米）的平方得来。我国健康成年人体重的体质指数范围为18.5～23.9千克/米^2，体质指数在24～27.9千克/米^{2}者为超重，大于等于28千克/米^{2}者为肥胖。

体重过高和过低都是不健康的表现。体重超重就会明显增加高血脂、心脑血管病、肿瘤和糖尿病的发病率，还易患骨关节病、脂肪肝、胆石症、痛风、阻塞性睡眠呼吸暂停综合征、内分泌紊乱等多种疾患。体重过低说明身体的营养不良，会影响未成

年人身体和智力的正常发育；成年人体重过低可出现劳动能力下降、骨密度降低和骨折、胃肠功能紊乱、免疫力低下，女性月经不调和闭经、贫血、抑郁症等多方面病理表现。

四、三餐分配要合理，零食要适当

合理安排一日三餐的时间及食量，进餐定时定量。一般情况下，早餐安排在 6:30～8:30，午餐在 11:30～13:30，晚餐在 18:00～20:00 进餐为宜。要天天吃早餐，午餐要吃好，晚餐要吃少。不暴饮暴食，不经常在外就餐，尽可能与家人共同进餐，并营造轻松愉快的就餐氛围。零食作为一日三餐之外的营养补充，可以合理选用，但其能量应计入全天能量摄入之中。

五、每天足量饮水，合理选择饮料

水是膳食的重要组成部分，是一切生命必需的物质。水的需要量主要受年龄、环境温度、身体活动和劳动强度等因素的影响。一般来说，健康成人每天需要水 2 500 毫升左右。在温和气候条件下从事轻体力活动的成年人每日最少饮水 1 200 毫升(约 6 杯)。在高温或强体力劳动的条件下，应适当增加。饮水应少量多次，要主动饮水，最好选择白开水。

市面上的饮料多种多样，需要合理选择，如乳饮料和纯果汁饮料中含有一定量的营养素和有益膳食成分，适量饮用可以作为膳食营养的补充。有些饮料添加了一定的能量、矿物质和维生素，适合热天户外活动和运动后饮用。有些饮料只含糖和香精香料，营养价值不高。含糖饮料饮后如不及时漱口刷牙，残留在口腔内的糖会在细菌作用下产生酸性物质，损害牙齿健康。有些人尤其是儿童青少年，每天喝大量含糖的饮料代替喝水，是一种不健康的习惯，应当改正。

六、吃新鲜卫生的食物

食物放置时间过长就会变质，可能产生对人体有毒有害的物质。另外，食物中还可能含有或混入其他各种有害物质，如致病微生物、寄生虫和有毒化学物等。吃新鲜卫生的食物是防止食源性疾病、实现食品安全的根本措施。

采购食物特别应关注生产日期、保质期和生产单位；也要注意食品颜色是否正常，有无酸臭异味，形态是否异常，以便判断食物是否腐败变质。烟熏食品及有些加色食品可能含有苯并芘或亚硝酸盐等有害成分，不宜多吃。

食物合理储藏可以保持新鲜，避免受到污染。高温加热能杀灭食物中大部分微生物，延长保存时间；低温冷藏温度常为4～8℃，一般不能杀灭微生物，只适于短期贮藏；而冻藏温度低达－12～－23℃，可抑制微生物生长，保持食物新鲜，适于长期贮藏。

烹调加工过程是保证食物卫生安全的一个重要环节。注意食物加工环境和用具的洁净，避免食物烹调时的交叉污染。对动物性食物应当注意加热熟透，煎、炸、烧烤等烹调方式如使用不当容易产生有害物质，应尽量少用。

有一些动物或植物性食物含有天然毒素，例如河豚、毒蕈、含氰甙类的苦味果仁和木薯、未成熟或发芽的马铃薯、鲜黄花菜和四季豆等。四季豆内含有皂甙和亚硝酸盐和胰蛋白酶抑制剂，豆角煮熟后，这些物质可被破坏掉，因此四季豆必须加热熟透才能食用，否则会中毒。

第三章 生活方式与保健

一、吸烟危害健康

1.吸烟与被动吸烟

吸烟是一种不良的生活习惯。吸烟者的平均寿命比不吸烟者缩短5至8年,说吸烟等于慢性自杀不无道理。吸烟不仅有损吸烟者本人的健康,而且使旁人被动吸烟,俗称“吸二手烟”,危及他人的健康。

2.烟草含有哪些有害成分

烟草燃烧产生的烟雾,其中含有一氧化碳、烟碱(尼古丁)、焦油及含砷、镉、镍、铅等物质,总共5 000多种。其中有致癌作用的约60种,包括一些促癌剂或辅助致癌物。

(1)焦油

是烟草不完全燃烧的产物。有分析表明,焦油中大约含数千种有机和无机的化学物质,其中至少有17种是致癌物。一支香烟不完全燃烧可产生15～25毫克焦油。

(2)尼古丁

是一种难闻、味道苦、挥发性强的有毒物质,易被人体吸收。尼古丁对人体的中枢神经有强烈的刺激和麻醉作用,少量可使人兴奋,大量则可引起晕眩、呕吐,甚至中毒死亡。尼古丁也是导致人体对香烟产生依赖成瘾的主要物质。另外,尼古丁还可随血液进入乳汁,严重威胁母乳喂养婴儿的健康。

(3)一氧化碳

点燃的香烟中含有的一氧化碳比工业最大允许浓度高 800 多倍。长期吸过滤嘴烟的人容易出现血中缺氧的症状,因为香烟中的一氧化碳能阻止血液中血红蛋白与氧的结合,降低红细胞将氧输送到全身去的能力。血中一氧化碳堆积,很可能导致动脉硬化、心脏麻痹等症状。一氧化碳一旦进入孕妇的血液中,就会侵入胎盘,影响胎儿供氧,损害胎儿大脑的正常发育。

(4)其他

苯丙芘、砷、镉、甲基肼、氨基酚及其他放射性物质,这些物质均有致癌作用;酚类化合物和甲醛等,这些物质具有加速癌变的作用。

3. 戒烟的益处

吸烟不仅危及人体健康,而且浪费金钱,并且是引发火灾的一大隐患。研究证明:戒烟一天,心脏、血压和血液系统带来的益处便会显现出来;戒烟 1 年,冠心病的危险性比继续吸烟者下降一半;戒烟 5～15 年后,中风的危险性降到从不吸烟者水平;戒烟 10 年,患肺癌的危险性比继续吸烟者降低一半,患口腔癌、喉癌、食管癌、膀胱癌、肾癌、胰腺癌的危险性降低,患胃溃疡的危险降低;戒烟 15 年,患冠心病的危险与从不吸烟者相似,死亡的总体危险度恢复到从不吸烟者水平。因此建议农村广大烟民朋友们,为了您和他人的身体健康,从今日起开始戒烟,即使不能完全戒除,也要尽力减少吸烟量。不抽烟的人也要积极劝别人戒烟,因为吸二手烟同样严重危害您的健康。

二、饮酒与保健

1.过量饮酒的危害

长期大量饮酒的人机体营养状况低下。一方面大量饮酒使碳水化合物、蛋白质及脂肪的摄入量减少，维生素和矿物质的摄入量也不能满足要求；另一方面大量饮酒可造成肠黏膜的损伤及对肝脏功能损害，从而影响几乎所有营养物质的消化、吸收和转运。长期过量饮酒与脂肪肝、肝静脉周围纤维化、酒精性肝炎及肝硬化之间密切相关。建议成年男性一天饮用酒的酒精量不超过 25 克，成年女性一天饮用酒的酒精量不超过 15 克。

2.哪些情况下应忌酒

(1)患病状态下应忌酒

身体处在非健康状态下，如患胃食管疾病（急慢性胃炎、胃溃疡等）、心脑血管疾病（高血压、冠心病、心肌病等）、肝脏疾病（病毒性肝炎、肝硬化、肝癌、脂肪肝）、营养代谢性疾病（糖尿病、痛风、高脂血症、营养不良等）等时应忌酒，否则很有可能使病情加重，或诱发并发症，使病情难以控制，甚至危及生命。

(2)服用某些药物时应忌酒

酒与很多药物有相互作用，会引起不良反应。如酒会使降糖类、利福平、苯妥英钠、痢特灵等药物的药效降低，也可使某些药物的毒性增加，如头孢类抗生素、华法令、甲硝唑等。另外，酒精还可与对胃有刺激性的药物如阿司匹林、强的松等起协同作用，服药的同时饮酒会加重对胃黏膜的损伤。

(3)驾驶机车等有潜在危险作业前应忌酒

进行驾驶车辆、高空作业、操作机器等有潜在危险的活动前饮酒，不仅违反有关交通法规或操作规程，而且酒精可影响人的注意力、判断力等导致操作失控，极易诱发意外事故，危及自己和他人的安全。

(4)孕妇忌酒

酒精能通过胎盘进入胎儿体内直接毒害胎儿，影响其正常生长发育，甚至诱发胎儿先天性畸形。所以孕妇和打算怀孕的妇女均应严格禁酒。

(5)未成年人忌酒

未成年人正处于成长发育阶段，身体各器官发育尚不完全成熟，饮酒影响身体的正常发育。长期饮酒可导致记忆力、判断力下降，注意力无法集中，危害未成年人的智力发育，从而能导致学习退步。

三、劳动与健康保护

1. 使用农药防中毒

(1)选择适宜的农药品种

应选择低毒、挥发性小、较安全的农药品种，如乐果、敌百虫等，尤其在炎热夏季应避免使用毒性强、挥发性大的农药品种，如1605、甲胺磷等。

(2)安全存放农药

①农药要存放在专门的位置，远离饮水源、厨房、卧室、饭厅，切不可与粮食、蔬菜、饲料等混放在一起；

②装农药的瓶子和袋子在农药用完后不可用来盛放粮食或食物；

③农药不用时要旋紧瓶盖或扎紧袋子，防止挥发；

④农药要放在小孩不易接触的地方。

(3)喷洒过程中要加强个人防护

①选择安全的施药时间，夏季应上午早出工、早收工，下午晚出工、晚收工，不宜连续工作超过3小时；

②要按农药规定进行配制，浓度不宜过高，用量不宜过大；

③施药时要戴口罩，穿长衣长裤，对手、足重要部位要用肥皂水涂抹进行保护；

④儿童、年老体弱者、孕妇、哺乳期妇女、有皮肤外伤者等均不宜施药；

⑤施药时要顺风喷洒，喷洒过程中不要吃东西、抽烟、大声说话等；

⑥喷药完毕后要及时彻底用清水洗澡。另外不要喝酒，以免饮酒后血液循环加快，皮肤毛孔张开，促进皮肤和呼吸道黏膜上的残留农药进入体内，引起中毒。

(4)避免食用被农药污染的食物

不要食用刚喷洒过农药的蔬菜、水果或经农药处理过的种子。不要食用被农药毒死的鱼或家禽。

2.夏天劳动防中暑

①合理安排劳动时间，避免中午烈日当空时劳作；

②在田间地头干活时要戴宽沿草帽或遮阳帽，避免太阳直射头部，并穿上长袖衬衣和长裤以遮住身体的裸露部位，防止或减少热辐射；

③多喝些淡盐水、凉茶水，以补充因出汗而导致的体内水分和盐分的额外消耗；

④下地干活时要随身携带一些防暑的药品如人丹、十滴水、

清凉油、藿香正气液等备用。

一旦发生中暑，要迅速将病人移至阴凉通风处，给予降温和补充水分处理，严重者尽早送到就近医院治疗。

3. 防粉尘吸入

在许多工农业生产劳动中，劳动环境中会出现大量粉尘，如加工植物、动物皮毛，开山采矿，筑路运输等劳动中会接触谷物尘、兽毛尘、石英尘、水泥尘、煤尘等。如果不采取合适的劳动保护措施，粉尘就可能被吸入体内，可引起“农民肺”、矽肺、支气管哮喘、肺部感染等疾病，危害健康。防护措施包括：

①改善劳动环境。在加工场地，安装除尘设备，定期打扫环境卫生。有些产生粉尘的劳动可用水湿化，湿式作业是一种经济易行的防止粉尘飞扬的有效措施；

②加强个人防护。在有尘环境劳作时要坚持佩戴防尘口罩，戴防护眼镜防止水泥等粉尘对眼睛的伤害，并定期清洗与更换。防尘口罩要滤尘率、透气率高，重量轻，不影响视野及操作。注意个人卫生习惯，不吸烟，勤洗澡，勤换工作服，加强营养和体育锻炼，提高身体抵抗力；

③定期体检。目的在于早期发现粉尘对健康的损害，发现有不宜从事粉尘作业的疾病时，及时调离。

4. 刷油漆防苯中毒

苯是一种无色、透明和有芳香气味的油状液体，可由呼吸道吸入而发生中毒，损伤人的神经系统、肝脏和造血系统，严重者可导致再生障碍性贫血、白血病甚至发生急性呼吸衰竭而死亡。许多油漆中均含有不同浓度的苯，尤其是劣质的油漆。因此，在进行油漆施工时，要注意预防职业性苯中毒：

①革新劳动工具，改善劳动条件。有条件者尽量使用高压气体自动喷涂器，密闭作业场所可使用吸出式通风装置通风；

②加强个人防护。穿好防护衣，戴好手套、口罩，穿好长胶靴，施工结束后立即脱掉。对有毒的油漆不要用身体直接接触，不慎接触后要立即清洗；

③做好自我保健。油漆工平常要加强营养，定期体检。

5. 防意外伤害

(1)建筑施工要戴安全帽

安全帽被广大建筑工人称为“安全三宝”之一，是建筑工作保护头部，防止和减轻各种事故伤害，保证生命安全的重要个人防护用品。农民朋友到城镇打工，进入建筑施工现场和拆除旧建筑时，一定要戴好安全帽。在使用过程中注意要将安全帽戴正、戴牢，不能晃动，要系紧下颏带，调节好后箍以防安全帽脱落。另外，不要用太阳帽、草帽等代替安全帽，也不要使用假冒伪劣的安全帽。

(2)安全用电防事故

①选用质量可靠，符合国家标准的电器；

②正确安装电器，必须接地线的电器要使用三孔电源插座，必要时对大功率电器要装上合格的漏电保护装置。切不可用铁丝代替保险丝；

③插座、插线盒等不可安置或放置在小孩易触及的地方；

④不要用湿手接触电器，搬动电器前先切断电源；

⑤人走断电，用毕断电。雷雨天不要使用接插室外天线的电视机；

⑥不可在有高压线经过的地方钓鱼；

⑦不要使用超期服役的电器。万一发生触电事故，救助者首先要迅速切断电源，切不可直接去拉受伤者。触电者脱离电源后，如果呼吸或心跳停止，应立即采用人工呼吸法和胸外心脏按压法进行抢救。严重电烧伤要马上送医院救治。

(3)雨天防雷击

①雷雨天气应尽量避免户外劳动。

②应就近寻找相对较为低洼、干燥、背风处躲避，切勿冒雨劳动和赶路。

③不能用金属杆架的雨伞；远离高压线；不要骑自行车；不要高举钓鱼竿；不要接听手机。

④遇到雷雨，注意千万不要在大树下、电杆下、金属支架菜棚内避雨，也不要在空旷场所、河边的窝棚、瓜菜棚避雨。

四、刷牙与口腔健康

1. 刷牙有什么好处

刷牙是保持口腔清洁的主要方法，它能消除口腔内污物、食物碎片和部分牙面菌斑，而且有按摩牙龈作用，从而减少口腔环境中致病因素，增强组织的抗病能力。刷牙对于预防各种口腔疾病，特别是对于预防和治疗牙周病和龋病等，具有重要的作用。

2. 学会正确地刷牙

(1)刷牙时间

每天应做到早起和晚上临睡前各刷牙一次，并坚持饭后漱口。每次刷牙需 3～5 分钟才能将牙齿的各个部位刷到。一般认为儿童从 3 岁起，就应该开始刷牙了。

(2)刷牙方法

多数人都是采用类似“拉锯”式的横向刷牙法，这种刷牙方法虽然也能清除牙面上的部分污垢，但是却容易擦伤牙龈和牙齿表面，长期下去还会导致牙龈萎缩，牙根暴露，每当进食酸、甜、冷、热等食物时，就会产生不同程度的酸痛感。

这里介绍一种常用科学的刷牙方法，称为竖刷法。具体操作方法是：刷上颌后牙时，将牙刷置于上颌后牙上，使刷毛与牙齿呈 45 度，然后转动刷头，由上向下刷，各部位重复刷 10 次左右，里外面刷法相同。刷下颌后牙时，将牙刷置于下颌后牙上，刷毛与牙齿仍呈 45 度角，转动刷头，由下向上刷，各部位重复 10 次左右，里外面刷法相同。上、下颌前牙唇面刷法与后牙方法相同。刷上前牙腭面和下前牙舌面时，可将刷头竖立，上牙由上向下刷，下牙由下向上刷。刷上下牙咬合面时，将牙刷置于牙齿咬合面上，稍用力以水平方向来回刷。动作要轻柔，不要用力过猛。这种方法可以有效消除菌斑及软垢，并能刺激牙龈，使牙龈外形保持正常。

3. 刷牙器具与刷牙用水的选择

(1)牙刷

①刷头小，在口腔中转动灵活；

②刷毛排列合理，一般是 2～3 排，便于清洁牙齿和刷牙后牙刷本身清洗。刷毛选用优质尼龙丝，细而有弹性；

③刷毛的顶端呈圆形，刷牙时不易损伤牙齿和牙龈；

④儿童要选择儿童专用牙刷；

⑤牙龈萎缩需要用牙间刷。

每次刷牙后必须用清水把牙刷清洗干净并甩干，将刷头朝上置于通风干燥处。另外,至少 3 个月更换一把牙刷。切不可几个人合用一把牙刷,易传播疾病。

(2)牙膏

牙膏的选择首选含氟牙膏,兼用其他牙膏。含氟牙膏不仅有抑制牙菌斑的作用,而且可以保护牙釉质,增强牙齿的抗酸能力,预防龋齿。儿童则应选择刺激轻微,含水果芳香的儿童牙膏,以便提高儿童对刷牙的兴趣。另外不要长期使用同一品牌的牙膏。

(3)注意牙杯卫生

牙杯如若放置在较潮湿的地方,就至少每星期进行一次清洁,及时清洗牙杯,保持牙杯干燥洁净。

(4)刷牙用水的选择

如果长期用凉水刷牙,就会出现牙龈萎缩、牙齿松动脱落等现象。刷牙时最好采用温水(水温 35℃左右的水)刷牙。

五、娱乐要适可而止

1. 痴迷麻将是祸害

适当地打打麻将可促进社会交往和人们之间的沟通交流,释放压力,有利于身心健康。但过于痴迷或以赌博赢利为目的,也会危害健康、影响家庭和睦,痴迷麻将者易患胃肠道疾病、心血管疾病、肺部疾病、颈椎病、泌尿系统疾病,甚至诱发中风、心肌梗死、猝死。

2. 沉溺上网损健康

(1)电脑显示器伴有辐射与电磁波,长期使用会伤害人们的眼睛,诱发一些眼病,出现视力下降、眼睛干涩、眼红等现象。

(2)整天沉溺于网络中,容易“孤独自闭”,伤害身体,出现多种人格障碍、心理变态与大脑高级认知功能障碍。

(3)长期与电脑键盘打交道,容易得腕关节综合征,俗称“鼠标手”,坐姿不正确,还容易出现颈肩腰背痛、电脑低头综合征、电脑眩晕症等。

(4)长期上网者因进食不规律、食欲不振、长时间僵坐等因素易患消化不良、痔疮等疾病。

(5)电脑产生的静电会吸附大量悬浮的灰尘,从而使得面部皮肤受到刺激,会出现过敏起疹等现象。

3. 看电视有学问

看电视要注意安全距离。要保持和电视屏幕对角线的4~6倍的距离。另外看电视时饮用茶水可降低荧光屏X射线辐射的危害。

看电视要注意时间不宜过长,控制音量,光线不宜太暗。

此外,饮酒后、怀孕时、吃饭时都不宜看电视。

还应注意打雷时不要看电视,特别是安装有室外天线的电视,雷击通过电源或信号线不仅击坏电视,还有引起火灾的危险。打雷时要切断电视机的电源,而不仅仅是用遥控器关闭电视图像,让电视处于待机状态。

第四章 心理卫生

一、心理卫生与心理咨询概述

1.什么是心理卫生

狭义的心理卫生，是指预防和治疗各种心理障碍、心理疾病；广义的心理卫生，是指维护和增进心理健康，培养健全人格，提高人类对社会生活的适应和改造能力。

2.要达到何种标准才算心理健康

(1)智力发展正常。

(2)有正确的自我意识。

(3)接受他人，善与人处。

(4)正视现实，接受现实，并能积极主动地去适应现实和改造现实，而不是逃避现实。

(5)热爱生活，乐于工作。

(6)能适当地表现情绪。

(7)拥有健全的人格。

(8)应具有同年龄、性别特征相符合的心理行为特征。

3.什么是心理咨询

心理咨询，是通过咨询者与来访者(或病人)的交谈接触的过程，给来访者以心理学和心理健康知识的指导和帮助，并进行心理卫生教育，从而提高来访者的适应能力，缓解心理紧张和冲突；同时对心理异常起到预防或治疗的作用。

4. 心理咨询有哪些形式

心理咨询的形式按照不同的标准可有多种划分。按照咨询者可以分为直接咨询和间接咨询、个别咨询和团体咨询；按照咨询的途径可以分为门诊咨询、电话咨询、现场咨询、通信咨询等。

二、农村留守儿童心理卫生保健

留守儿童是指父母双方或一方外出打工，自己留守在家乡，需要其他亲人照顾的年龄在 16 岁以下的孩子。留守儿童在一定时期内往往在心理上产生不适应感，严重的还会导致心理畸形发展。留守儿童的心理健康问题表现为隐性，不容易发觉，但影响深远。

1. 留守儿童心理问题有什么表现

一般留守儿童的心理问题主要表现为：学习滑坡、厌学逃学，性格柔弱、内向与自卑，盲目反抗或逆反心理，怨恨父母。

2. 留守儿童心理问题形成原因

(1)家庭抚养问题。

(2)教育问题。

(3)心理健康问题。

(4)犯罪与越轨问题。

3. 解决对策

家长要妥善安排留守儿童的生活，选择好合适的代理监护人。外出打工，要经常抽空回家看望孩子，良好的亲子关系是一种无法替代的资源，也是孩子健康成长的关键。要从感情上拉近与留守儿童的距离，这是提高留守儿童心理健康水平的前提。

应采用多种方法，规范留守儿童的日常行为，实现自律与他律的结合，这是留守儿童教育的关键。让留守儿童“学会做人，学会学习，学会生活”，这是留守儿童教育的最终目的。应帮助留守儿童克服由于远离父母而产生的不良心理影响，建立开朗积极的生活态度。留守儿童是一个相当长时间内都会存在的现象，要想从根本上解决该问题，需要家庭、学校、社会以及政府等各个方面的关注与协调合作。心理问题的形成是一个长期的过程，其解决也是一个长期的过程。

三、常见神经症

心理疾病根据严重和异常程度，可以分为神经症和精神病两类。神经症属于程度比较轻的心理障碍，全称为神经功能症，是指由于各种精神因素引起高级神经活动的过度紧张，致使大脑机能活动暂时失调而造成的疾病总称。神经症患者有心理异常的表现，甚至可以表现得非常严重，但是一般没有任何可以查明的器质性病变。这里重点介绍几种常见的神经症，让大家对此有所了解，并及时进行心理咨询和治疗。

1. 神经衰弱症

神经衰弱以精神易兴奋和脑力易疲乏为主要临床特征，常伴有情绪烦恼和躯体性主诉及症状，无相应器质性病变基础。如果至少有下列症状中的 3 项，且症状持续至少 3 个月，妨碍工作、学习、生活或社交，或感到痛苦而主动求医时就要考虑患有神经衰弱症。

神经衰弱的主要症状：

①衰弱症状。脑力易疲劳，感到没有精神，自觉脑子迟钝，

注意力不集中或不能持久，记忆力差，效率下降，体力亦易疲劳。

②情绪症状。烦恼，心情紧张而不能松弛，易激怒等，可能有轻度焦虑或抑郁，但在病程中只占很少一部分时间。

③兴奋症状。感到精神易兴奋，表现为回忆和联想增多且控制不住，伴有不快感，但没有言语运动增多。

④肌肉紧张疼痛。紧张性头痛，肢体肌肉酸痛。

⑤睡眠障碍。入睡困难，多梦，睡后感不解乏，睡眠感消失，睡眠觉醒节律紊乱。

2. 抑郁症

抑郁症是情感性精神疾病或心理障碍的一个类型，也是一种常见的精神疾病。临床上以情绪低落、兴趣和愉快感缺乏为主要特征的抑郁发作。如果感觉情绪低落且至少伴有下列 4 项症状，并且时间持续 2 周以上，给本人造成痛苦或不良后果者就要考虑患有抑郁症。

主要症状：

①对日常活动丧失兴趣、无愉快感；

②精力明显减退，无原因的持续疲劳；

③精神运动性迟滞或激越；

④自我评价过低，或自责，或有内疚感，可达妄想程度；

⑤联想困难，或自觉思考能力显著下降；

⑥反复出现想死之念，或有自杀行为；

⑦失眠、或早醒、或睡眠过多；

⑧食欲不振、或食欲减退、体重明显下降。或食欲增加，体重明显增加；

⑨性欲明显减退。

3. 癔症

癔症，又名歇斯底里。主要表现为感觉、运动和自主神经功能紊乱或短暂的精神异常。检查未能发现有相应的器质性改变。这类症状可因暗示而产生，也可因暗示而改变或消失。如果有下列情况就应考虑患有癔症：

①起病与精神因素有关，由精神创伤引起较强烈的情感反应，常为第一次发病的诱因。以后发病可以在第一次起病相似情况下，因触景生情，产生联想或自我暗示，激起旧的情感体验而再次发病。

②多数患者有癔症性人格特点，即高度情感性，情感反应强烈鲜明，但肤浅不稳，暗示性强，自我中心，言语行为夸张性强，富于幻想。

③患者躯体症状与神经分布和检查结果不符，其症状表现反映着患者对疾病的认识，即临床表现是患者想象中的疾病。

4. 强迫性神经症

强迫性神经症，是以强迫症状为主要临床表现的神经症，其特点是有意识的自我强迫和自我反强迫同时存在，两者的尖锐冲突使患者焦虑和痛苦。

如果有下述表现：以强迫思维为主，包括强迫观念，强迫回忆，强迫表象，强迫性对立观念，强迫性穷思竭虑，强迫性意向；以强迫行为为主，表现为反复洗涤，反复核对检查，反复询问，或其他反复的仪式化动作等。因强迫症状存在，妨碍工作、学习、生活或社交，或者无法摆脱精神痛苦；症状存在持续至少 3 个月；排除各种器质性精神障碍、躯体疾病及其他精神障碍所伴发的强迫症状者应考虑患有强迫性神经症。

第五章　生殖卫生

一、性教育与性卫生

性教育是一种生活教育、卫生教育、道德教育、责任教育，也是人格教育。它不仅包括解剖和生殖方面的知识，还强调两性之间态度的发展和指引，它关系着一个人是否能发展成健全的个体。应由出生开始教育，且终其一生与家庭生活息息相关。

1. 性教育——坦然面对、适时适度

5岁前的孩子，性教育主要是解决性别认同问题。家长应在洗澡、睡前很自然地让孩子认识自己的身体，不要有意地把女孩扮成男装或将男孩扮成女装，以免孩子从小对自己和他人形成性朦胧意识，影响孩子的性取向。

5～7岁的孩子，在求知欲驱使下常对男孩与女孩的差异感到迷惑不解，会向父母提出各种问题，此时父母应该根据自然现象，简单明了地回答他们的问题，不能过分详细地讲述性、生殖等情节，如果讲不透，孩子的好奇心得不到满足，会更觉得神秘。

7～14岁的孩子，家长要对孩子进行较系统的性知识教育。在同青春期之前的儿童谈性时，可借助自然现象、童话、寓言故事，采用比喻的手法把性教育内容穿插其中。家长可以从植物开花结果讲起，接着联系到人的性与生殖。家长还可以在看《动物世界》等节目时，用动物的生殖活动进行比喻，和孩子谈蝴蝶的交配，金鱼或鸡、猫的繁殖等，以帮助孩子理解性知识，可避免直接、详细地介绍人类的性行为，避免给这个年龄的孩子带来不

良影响。在性知识教育的同时，还须进行性道德教育，帮助少年控制自己萌发中的性冲动，防止性过错行为的发生。

14～18岁的孩子，这期间父母应主动关心询问孩子的性困惑。男孩会有首次遗精，女孩会月经初潮。父母这时候应该告诉孩子一些正确的性知识，如果父母不好意思给孩子讲性知识，可以买来有关的青春期性知识的书籍放在孩子的桌上，或者是通过书信的方式与孩子交流。

2. 性卫生——呵护多一点，幸福多一点

应养成每日清洗外阴和换洗内裤的习惯，性生活前应注意男女双方性器官的清洁。青少年要尽量避免过早发生性行为、少女妊娠，要特别注意自我保护，学会如何使用安全套，正确认识自己的生殖器官结构与功能，以及性传播疾病和意外妊娠、人工流产对身体的危害。

二、优生优育与计划生育

1. 优生优育——家庭一辈子的幸福

生育本身就是一件复杂的事情，很容易受到影响。就是说，“一个既聪明又健康的宝宝”并不是想生就能生的。优生，主要受到遗传、环境感染性疾病、电离辐射等因素的影响。因此积极进行婚检和孕前产前检查可以提高生育质量。

2. 计划生育与避孕——有计划，生活才更和谐

避孕作为计划生育的主要手段有着无可替代的重要性，下面简单介绍几种常用的避孕方式：

(1)安全套

也叫避孕套，它的第一个作用是避孕，阻断精子和卵子的相

遇，从而达到避孕的目的。正确使用的情况下，有效率可达98%。此外，还可防治性病的传播。它安全、简便、稳定，适用于大多数人，只有极少数对其过敏的人不宜使用。

(2)短效避孕药

相比较于老式的避孕药，新品种避孕药有着副作用小、有效率高等优点，常用的有妈富隆、达英－35、敏定偶等。在新婚期，婚后暂时不想要小孩以及两地分居的夫妇均可以考虑。

(3)宫内节育器

也就是大家平时说的上环，以前一般采用的是惰性“环”，即金属环，使用时间长；现在多为活性的“环”，含有活性的药物成分，但是使用时间一般只有5年左右。这种方式适合婚后要求长期避孕者、已有子女的育龄妇女及再婚后不准备生育者。它安全、稳定、经济，无特殊禁忌症的人群均适用。

(4)紧急避孕药

这不是一种常规避孕的方法，仅仅作为其他避孕方式失败时的补救措施，比如没有采取任何措施的性行为，避孕套破裂或掉落到阴道内以及探亲的夫妇等。常用的有左旋18－甲基炔诺酮片剂、53号探亲抗孕片、毓婷等。

(5)绝育术

分为女性的输卵管结扎和男性的输精管结扎。适用于众多不宜生育的夫妇，或已生育多次计划不再生育者。结扎术不会影响手术者的性能力，尤其对于男性不会造成阳痿、早泄等，也不会对夫妻的正常性生活造成影响。

三、不孕不育

1. 什么叫做不孕不育

不育症：非主观因素无嫡生子女称为不育，占育龄夫妇10%，包括不孕症和习惯性流产两类。

不孕症：凡夫妇同居2年以上没有采取避孕措施而未能怀孕者，称为不孕症。婚后2年从未受孕者称为原发性不孕；曾有过生育或流产又连续2年以上不孕者，称为继发性不孕。

2. 检查不孕不育的一般步骤

造成不孕不育的原因有很多，而且男女双方均有，因此对于不孕不育的检查要系统，有步骤，切不乱投医。男女双方的系统检查，看有无系统性的造成不孕的疾病，如结核病、甲状腺功能障碍、腮腺炎、糖尿病、系统性红斑狼疮等。性生活方面有无性交困难、外生殖器畸形等。

男性的检查重在精液常规，有无少精症、弱精症、无精症等。此外还要注意男性的性功能障碍，逆行射精的原因。女性在孕育下一代方面负有比男性更多的责任，因此对女性的检查要比男性复杂得多。有先天因素检查、器官结构检查、排卵功能、内分泌性激素检查以至于精神心理因素检查等。

3. 不孕不育的一些相关问题

(1)试管婴儿

对于不孕不育的夫妇，不要盲目地去做试管婴儿，它有自己的适应范围，它是针对各种原因引起的输卵管阻塞、性功能障碍等。此外，试管婴儿的花费巨大，且成功率低，并发症较多。所以对于选择试管婴儿应多加考虑。

(2)心理因素的不孕

由于现在的人们生活压力大,有很多夫妇的不孕不育查不出原因,经历无数努力决定放弃的时候,却意外地怀孕了。所以很多急于求子的夫妇,要调整好心态,孩子也许正在朝你走来。

四、性功能障碍

在性生活中,当男女任何一方与"性系统"有关的器官出现病变,或者出现心理疾患,不能行使正常的性功能时,就称为"性功能障碍"。男性性功能障碍一般是指没有进行正常性行为的能力。如影响性欲,即为性欲低下、性厌恶等;影响阴茎正常勃起,即为阳痿、阴茎异常勃起;影响性交,即为性交昏厥,性交恐惧症;影响射精,即为早泄、遗精、不射精、逆行射精等。其中,阳痿、早泄和射精障碍尤为多见。女性性功能障碍是指能进行性交,但总是对性行为的体验不满意,没有性快感。常见的有女子性欲亢进、性欲丧失、性欲减退、性高潮抑制、性交疼痛和阴道痉挛。

绝大多数性功能障碍患者都是由于男女双方对性的无知、顾虑、恐惧或相互间缺乏对性生活的思想交流等原因所致,所以夫妻双方都应掌握正确的有关性活动的基本知识和要求,来使性生活和谐。性生活是一种自然本能,性功能障碍本身是一种可以治疗的性功能失调。要消除对性生活的某些错误认识,建立正确观点并且不要讳疾忌医。

第六章　农村常见疾病防治知识

一、感冒

1. 什么是感冒

当机体抵抗力下降，如受凉、营养不良、过度疲劳、烟酒过度、全身性疾病等诱发因素使全身或呼吸道局部防御功能降低时，原已存在于呼吸道的或从外界侵入的病毒、细菌可迅速繁殖，引起感冒。

感冒分为普通感冒和流行性感冒。普通感冒，中医称“伤风”，是由多种病毒引起的一种呼吸道常见病，其中以冠状病毒和鼻病毒为主要致病病毒，在西医上属急性上呼吸道感染，呈散发性分布，不引起流行，常易合并细菌感染。而流行性感冒是由流感病毒引起的急性呼吸道传染病，流感病毒在病人咳嗽、打喷嚏时经飞沫可传染给周围的人，属传染病的范畴。下面主要讨论普通感冒。

2. 得了感冒有哪些不适症状

感冒起病时鼻内有干燥感及痒感、打喷嚏、全身不适或有低热，以后渐有鼻塞、嗅觉减退、鼻黏膜充血、水肿，流大量清水鼻涕或脓性分泌物等，还可伴有头痛、咽痛、干咳、声音嘶哑、无食欲。若无并发症，病程约为 7～10 天。

3. 得了感冒如何治疗

(1)一般治疗

注意休息、大量饮水、饮食清淡。

(2)对症治疗

①发热,体温在38℃左右,可给予阿司匹林、扑热息痛等退热药物,39℃以上可肌注柴胡、安痛定等药物及物理降温;②咳嗽,可给予咳必清、复方甘草片等口服;③头痛:可口服扑热息痛等;④咽痛:可含服碘喉片、银黄含片、金嗓子喉宝等。

(3)抗感染治疗

①抗病毒治疗,中药有较好的抗病毒作用,可选择板蓝根冲剂、银翘解毒片、抗病毒冲剂等中药制剂。严重者,可给予病毒唑口服或静脉滴注。②抗菌治疗,并发细菌感染时可选用抗生素治疗,如青霉素、红霉素、头孢菌素等,根据病情程度选择口服或静脉滴注。

(4)中医辨证施治

①风寒型感冒,除了有鼻塞、喷嚏、咳嗽、头痛等一般症状外,还有畏寒、低热、身痛、流清涕、咽喉红肿疼痛、口不渴或渴喜热饮、苔薄白等,治疗应以辛温解表为原则。可选用伤风感冒冲剂、感冒清热冲剂、九味羌活丸、通宣理肺丸、午时茶颗粒等药物治疗,忌用桑菊感冒片、银翘解毒片、羚翘解毒片、复方感冒片等药物。

②风热型感冒,除了有鼻塞、流涕、咳嗽、头痛等感冒的一般症状外,还有发热重、痰液黏稠呈黄色、喉咙痛,伴有便秘等。治疗应以辛凉解表为原则。可选用香雪抗病毒口服液、感冒退热冲剂、板蓝根冲剂、银翘解毒丸、羚羊解毒丸等药物治疗,忌用九味羌活丸、理肺丸等药物。

③暑湿型感冒,主要有畏寒、发热、口淡无味、头痛、头胀、腹痛、腹泻等症状,此类型感冒多发生在夏季。治疗应以清暑、祛湿、解表为主。病人可选用藿香正气液、银翘解毒丸等,不宜选

用保和丸、山楂丸、香砂养胃丸等药物。

4. 如何预防感冒

保持空气流通:冬春季节是感冒多发季节,要注意勤开窗,以保持室内空气新鲜,防止细菌、病毒蓄积在室内。

加强体育锻炼:体育锻炼可以增强体质,提高机体免疫力,减少感冒的发生。可坚持用冷水洗脸,提高机体抵御寒冷的能力,从而预防感冒的发生。身体好的人还可进行冬泳锻炼。

免疫调节剂:体质较弱或经常感冒的人可在医生指导下注射免疫调节剂如斯奇康(卡介苗菌体热酚乙醇提取物),主要通过调节机体内的细胞免疫、体液免疫,刺激网状内皮系统,激活单核巨噬细胞功能来增强机体抗病能力。

二、急慢性支气管炎

1. 什么是急慢性支气管炎

支气管炎是病毒或细菌感染,物理、化学刺激或过敏反应等对支气管黏膜损害所造成的炎症,常发生于寒冷季节或气温突然变化时。急性支气管炎一般起病较急,病程短,多在一周至三周好转,个别迁延不愈,演变成慢性支气管炎。慢性支气管炎临床表现为连续两年以上,每年持续三个月以上的咳嗽、咯痰或气喘现象,早期症状轻微,多在冬季发作,春暖后缓解,晚期炎症加重,症状长年存在,不分季节。

2. 得了支气管炎有哪些主要表现

咳嗽、咯痰是支气管炎患者的主要症状,慢性支气管炎患者可出现长期反复咳嗽,多在寒冷季节、气温骤变时发生,早晚咳嗽频繁,白天减轻。咯痰多为白色黏痰,或白色泡沫痰,早晚痰多。合并感染时痰量增多，且为黏液脓性痰。部分病人可出现支气管痉挛，引起喘息，多在急性期发作。

早期可无异常体征或仅有呼吸音粗糙，随病情加重肺部可闻及干、湿啰音。急性发作期干湿啰音明显增多，咳嗽咯痰后啰音可减少。喘息型慢性支气管炎可闻及哮鸣音。

此外，支气管炎还可能引起阻塞性肺气肿、支气管肺炎、支气管扩张等并发症。

3. 支气管炎如何分期

支气管炎患者根据病情进展可分为 3 期：

(1)急性发作期

指在一周内出现脓性或黏液脓性痰，痰量明显增加，或伴有发热等炎症表现，或咳、痰、喘等症状任何一项明显加剧。

(2)慢性迁延期

指有不同程度的咳、痰、喘等症状迁延一个月以上者。

(3)临床缓解期

经治疗或临床缓解，症状基本消失或偶有轻微咳嗽、少量痰液，保持两个月以上者。

4. 支气管炎急性发作期如何治疗

(1)控制感染

视感染的主要致病菌和严重程度或根据病原菌药敏试验选用抗生素。轻者可口服，较重病人用肌注或静脉滴注抗生素。常用的有青霉素 G、红霉素、氨基甙类、喹诺酮类、头孢菌素类抗生素等，能单独应用窄谱抗生素应尽量避免使用广谱抗生素，以免诱发二重感染或产生耐药菌株。

(2)祛痰、镇咳

对急性发作期患者在抗感染治疗的同时，应用祛痰、镇咳药物，以改善症状。迁延期病人尤应坚持用药，以求消除症状。常用药物有氯化铵合剂、溴己新、维静宁等。中成药止咳也有一定效果。对老年体弱无力咳痰者或痰量较多者，应以祛痰为主，协助排痰，畅通呼吸道。应避免用强的镇咳剂，如可待因等，以免抑制中枢及加重呼吸道阻塞和炎症，导致病情恶化。

(3)解痉、平喘

常选用氨茶碱、特布他林等口服或用沙丁胺醇等吸入剂。若气道舒张剂使用后气道仍有持续阻塞，可使用皮质激素，如泼尼松 20～40 毫克/天。

(4)气雾疗法

气雾湿化吸入或加复方安息香酊，可稀释气管内的分泌物，有利排痰。如痰液黏稠不易咳出，目前超声雾化吸入有一定帮助，亦可加入抗生素及痰液稀释剂。

5. 如何预防支气管炎

加强体育锻炼，进行耐寒训练以增强体质。改善劳动和生活环境，防止空气污染，避免接触刺激性气体如化工厂排出的二氧化硫、氯气、汽车尾气、家庭厨房油烟等。吸烟者应戒烟。

流感流行季节应尽量减少外出与人接触，并可预防性服用板蓝根等药物以预防感冒。还可采用气管炎菌苗、核酪注射液、卡介苗注射液等以增强体质，提高抗病能力。

三、支气管哮喘

1. 什么是支气管哮喘

支气管哮喘一种气道慢性炎症性疾病，是人体对某种刺激物如细菌、病毒、物理化学刺激物等的敏感性增高，引起支气管痉挛收缩、气道狭窄而不能将气体呼出，表现为反复发作的呼气性呼吸困难，患者可出现反复发作性的喘息、气急、胸闷或咳嗽等症状。这种疾病发病有明显的季节性，多在春秋特别是植物花粉季节易发，常于年轻甚至儿童时就起病，多数患者可自行缓解或经治疗后缓解。哮喘严重者可出现气胸、支气管扩张、肺气肿、肺心病等并发症，哮喘持续状态如不积极救治，可导致病人因呼吸衰竭而死亡。

2. 得了支气管哮喘有什么表现

支气管哮喘缓解期可无任何症状和体征，急性发作时则出现伴哮鸣音的呼气性呼吸困难，呼吸加快，每分钟常在 28 次以上，脉搏加快可在 110 次以上。危重病人因呼吸肌疲劳而呈现腹式呼吸。病人不能活动，一口气不能说完一句话，呼吸和脉搏进一步加快，血压下降，大汗淋漓，严重脱水，急需得到医生正确处理。

3. 支气管哮喘急性发作时如何治疗

支气管哮喘急性发作时，应到医院内科或呼吸内科就诊，在医生指导下用药物控制哮喘发作。哮喘的治疗措施有：

①脱离过敏原，凡能找到引起哮喘发作的过敏原或其他非特异性刺激因素，应立即摆脱。

②可根据病情选用支气管扩张药物，主要有糖皮质激素类（必可酮等）、β2 受体激动剂（喘乐宁等）、茶碱类（氨茶碱等）、抗胆碱能药物（爱喘乐等）、酮替酚等。

③感染诱发的哮喘或继发感染时，可加用抗菌药物抗感染治疗。

④由于痰液阻塞气道，可增加气道阻力，加重缺氧，进一步加重气道痉挛。因此可选用祛痰剂、雾化吸入或翻身拍背、导管吸痰等措施排痰。

⑤其他治疗，包括重度哮喘发作时还须予以吸氧、补液、纠正电解质紊乱和酸碱失衡等治疗。

4. 如何预防支气管哮喘

坚持锻炼身体，参加各种体育活动，增强体质。注意保暖，劳逸结合，避免感冒以防诱发哮喘。

避免接触可疑过敏源，如不要接触花粉、有毒气体、粉尘及少食海鲜等可能的过敏物质。

四、急性胃炎

1. 什么是急性胃炎

急性胃炎是因感染、理化因素和各种严重疾病应激反应引起的急性胃黏膜炎症和糜烂。急性胃炎可分为急性单纯性胃炎、急性腐蚀性胃炎、急性出血性胃炎、急性化脓性胃炎等类型。

2. 得了急性胃炎有哪些表现

不同病因所致的急性胃炎临床表现不完全相同，多数病人无症状或症状被原发疾病所掩盖。急性单纯性胃炎主要表现为上腹部疼痛、饱胀不适、恶心、呕吐和食欲减退等；急性糜烂出血性胃炎表现为胃部少量、间歇性出血，可自行停止，少数病人可以突然呕血或黑便为首发症状，甚至在短时间内因失血性休克而死亡；食物中毒引起的胃炎常与急性肠炎共存，称为急性胃肠炎，伴有腹泻，可出现脱水，甚至低血压；腐蚀性和化脓性胃炎，常引起上腹部剧痛、频繁呕吐、寒战、发热等。

3. 急性胃炎的治疗

急性胃炎可进行的检查包括血常规检查、大便隐血检查、胃镜检查、选择性腹腔动脉造影等。

急性胃炎的治疗应根据引起急性胃炎的不同病因、病情的严重程度、症状和医疗条件，采取合适和有针对性的治疗方法。

4. 如何预防急性胃炎

注意饮食卫生，水果、蔬菜要洗净，生凉食物要消毒，防止不洁食品入口。另外避免进过于坚硬和粗糙的食物，以免造成胃的机械性损伤。限制饮酒，严禁酗酒，防止刺激性食物对胃的损伤。

注意药物的副作用，对胃有刺激和损伤的药物应饭后服用，少用或不用，必要时可同时服用抑制胃酸分泌药物以预防急性胃炎的发生。居民家庭中存放的化学物质要标明和放置在小孩不易接触的地方，防止发生误服。

当患有大面积烧伤、大手术后、严重肺心病等疾病时，机体处于应激状态，要注意对胃黏膜的保护性治疗，可应用西咪替丁、法莫替丁、奥美拉唑等抑酸药物。

五、慢性胃炎

1. 什么是慢性胃炎

慢性胃炎是指多种原因引起的胃黏膜的慢性炎症性改变。它是一种常见病和多发病，一般可分为慢性浅表性胃炎、慢性萎缩性胃炎和特殊类型胃炎，特殊类型胃炎主要有疣状胃炎、自身免疫性胃炎等。

2. 得了慢性胃炎有什么表现

慢性胃炎的表现因不同类型慢性胃炎而有所差异。

慢性浅表性胃炎：症状较轻或无症状，仅在胃镜检查时发现。主要有不思饮食、嗳气、口吐酸水、上腹部疼痛不适等，没有特征性。

慢性萎缩性胃炎：常有上腹部饱胀感、打嗝、恶心、食欲减退，严重者出现消瘦、无力、腹泻等症状。

自身免疫性胃炎：出现恶性贫血时可有全身衰弱、消瘦、神情淡漠等。可同时伴有其他自身免疫疾病，如桥本甲状腺炎、白癜风等。

3. 慢性胃炎如何治疗

慢性胃炎可做以下检查：X线上消化道钡餐、胃镜及胃镜下活组织检查、幽门螺杆菌检测、壁细胞自身抗体和抗内因子抗体。

其治疗方法主要有：饮食治疗、根除幽门螺杆菌、抑酸或抗酸治疗、胃黏膜保护剂、手术治疗。

4. 如何预防慢性胃炎

合理膳食，多食新鲜蔬菜、水果。养成良好的饮食习惯，避免进过于粗糙、过热或浓烈辛辣的食物，细嚼慢咽，少食盐渍、烟熏和不新鲜的食物。改变不良的生活方式，戒烟酒，保持心情舒畅，避免过度劳累。避免服用损害胃黏膜的药物，如阿司匹林、强的松等，非用不可时，可同时服用抑酸剂以保护胃黏膜。

六、消化性溃疡

1.什么是消化性溃疡

消化性溃疡主要指发生在胃和十二指肠球部的慢性溃疡，黏膜缺损超过黏膜肌层，溃疡还可发生于食管下端、胃一空肠吻合口附近及 Meckel 憩室，因溃疡的形成与胃酸及胃蛋白酶的消化作用有关，故称为消化性溃疡，下面主要叙述胃和十二指肠溃疡。本病可发生在任何年龄，男性多于女性，以中年人最为常见。其病因复杂，与遗传、幽门螺杆菌感染、药物损害、饮食不规律、精神紧张和不良的生活方式等因素有关。

2.消化性溃疡有哪些特殊类型

复合性溃疡：是指同时存在胃和十二指肠溃疡。

多发性溃疡：同时在胃或十二指肠黏膜上存在两个或两个以上的溃疡，称为多发性溃疡。

球后溃疡：是指发生十二指肠球部远端的溃疡。

吻合口溃疡：是指发生胃部手术后吻合口附近黏膜的溃疡。

对吻溃疡：同时发生在胃或十二指肠前后壁两个相对应的溃疡，称为对吻溃疡，多发生在胃体、胃幽门前区、十二指肠球部。

巨大溃疡：是指直径大于 2.5 厘米的溃疡。

3.得了消化性溃疡有什么表现

慢性、周期性、节律性上腹痛是溃疡病的典型特点。疼痛部位多在上腹部正中、偏左或偏右，疼痛性质可为灼痛、胀痛、隐痛或剧痛。胃溃疡常在饭后 1/2～1 小时内出现疼痛，具有进食→疼痛→舒适的特点，而十二指肠溃疡则多在空腹时疼痛，一般在饭后 3～4 小时或夜间发作，具有进食→缓解→疼痛的特点。同时，可伴有反酸、嗳气、恶心、呕吐、食欲减退、上腹饱胀等症状。此外，消化性溃疡可出现上消化道出血、幽门梗阻、穿孔、癌变等并发症。

4. 得了消化性溃疡如何治疗

消化性溃疡可通过胃镜和X线钡餐检查。

其治疗包括一般治疗、药物治疗、手术治疗等。

5. 如何预防消化性溃疡

注意劳逸结合，戒除烟酒，保持乐观的情绪；养成良好的生活习惯，保持健康的心理状态；合理膳食，避免使用对胃有刺激性的药物，如非甾体类抗炎药和激素等；有幽门螺杆菌感染者，应根除幽门螺杆菌治疗，防止诱发溃疡；45岁以上人群有条件者建议每年进行一次胃镜健康体检。

七、高血压病

1. 高血压与高血压病是一回事吗

高血压是指体循环动脉收缩压或舒张压的持续升高，即成人收缩压≥140 mmHg或舒张压≥90 mmHg，即可认为是高血压。据血压水平可分为1、2、3级。

高血压病为最常见疾病之一，但一般人常把高血压和高血压病混同起来，实际上这是两个不同的概念：高血压仅仅是一种症状，可以由多种疾病引起，如肾脏疾病、内分泌疾病引起的高血压，这种高血压为继发性高血压，也叫症状性高血压。此类病人如果将引起高血压的疾病治愈了，血压可不再升高。高血压病是一种病因不明的，以动脉血压持续增高为主要表现的全身性综合疾病。它发病原因比较复杂，一般认为与某些遗传、饮食因素、精神因素及环境因素有关，这就是常见的原发性高血压即高血压病。

2. 得了高血压病有哪些表现

有的可无症状，于体检时发现。可表现为头昏、头痛、眩晕、气急、心悸等，但不一定与血压水平相关。其表现为：长期高血压可致左心室肥厚、扩大，最终导致心力衰竭；导致冠心病形成及发展；形成微动脉瘤，血压陡然升高可致破裂出血；促进脑缺血及脑血栓形成；致肾动脉粥样硬化，出现肾功损害。极度升高可出现严重头痛、恶心、呕吐及昏迷，神志不清或惊厥。

3. 怎样治疗高血压病

当你发现自己患有高血压时，首先要查明是原发性的还是继发性的。如果是继发性高血压，应积极治疗原发病，待原发病治疗痊愈，血压会恢复到正常水平；如果是原发性的高血压，那么就要有效地控制血压，防止并发症的发生，在治疗中应注意以下几方面的问题：观察血压变化，以便明确诊断；合理应用降压药；坚持服药，不可骤停；合理的生活方式，即控制体重、限制食盐量、戒烟限酒、减少高糖高脂饮食，充足的睡眠、规律的作息、轻松的运动、良好的心理状态及精神情绪，避免不良因素的刺激，保持每天1次的排便习惯，防止便秘。

4. 如何预防高血压病

合理饮食、适量运动、戒烟限酒、心理平衡，是有效地预防高血压病的基本方法。

首先，预防高血压病必须减轻体重。减轻体重除控制饮食外，还应注意多进行步行及适当的运动锻炼；其次，必须戒烟。因为吸烟可造成血压升高和动脉硬化；要调整饮食结构，避免高动物脂肪、高糖饮食、高盐饮食、过度饮酒等，多吃蔬菜、水果，讲究合理膳食。日常生活中遇到吵架、生气、兴奋、情绪激动时血压会突然升高，为使血压平稳，就要注意心理平衡及情绪的调整。

八、缺铁性贫血

1. 什么是缺铁性贫血

人体外周血红细胞记数、血红蛋白量及红细胞压积均低于正常标准，称为贫血。贫血按发生机制分为缺铁性贫血、巨幼红细胞性贫血、再生障碍性贫血、溶血性贫血等类型；按血红蛋白含量分为轻度、中度、重度、极重度贫血。其中缺铁性贫血是贫血中最常见的一种。

2. 得了缺铁性贫血有什么表现

缺铁性贫血患者可出现皮肤苍白、倦怠无力、头昏眼花、失眠多梦、心慌气短、注意力不集中、记忆力减退等，部分病人可出现口角炎、舌炎、毛发枯干、平甲、反甲、吞咽疼痛或困难。长期贫血，心脏超负荷工作，可使心脏代偿性增大，导致贫血性心脏病，出现心律失常和心功能不全的表现。少部分成人可出现异嗜症，即喜食生米、生豆，甚至泥土、煤渣、破布等异常表现。婴幼儿贫血可因骨髓外造血反应出现肝、脾和淋巴结经常轻度肿大。

3. 得了缺铁性贫血如何治疗

缺铁性贫血可通过血常规检查、骨髓检查以及包括血清铁、总铁结合力、运铁蛋白饱和度、血清铁蛋白、叶酸、维生素 B_{12} 的测定，红细胞渗透性脆性试验、大便潜血试验等化验检查和胃镜检查。

缺铁性贫血可通过以下方式治疗：一般治疗即食用含铁丰富的新鲜蔬菜和食物，如菠菜、动物肝脏、瘦肉、蛋、豆类及豆制品，原发病治疗包括治疗消化性溃疡，调整月经紊乱，驱除钩虫，根治痔疮等；补充铁剂（口服铁刘、注射铁剂、中医中药治疗）；输血治疗。

4. 如何预防缺铁性贫血的发生

人体内的铁主要来源于食物，因此首先要供给含铁量高的食物，食品中含铁最高的首推黑木耳、海带和猪肝等；其次为肉类、豆类、蛋类等。提倡用铁锅做菜、煮饭，也能得到相当量的无机铁盐补充。其次，供给高蛋白饮食，促进铁的吸收和合成血红蛋白。另外，多吃含维生素C的食物，可帮助铁质吸收，少吃富含草酸的食物如腰果、海带、菠菜等，因草酸可干扰铁的吸收。需要注意的是，茶中含有鞣酸，也能阻止铁的吸收，贫血患者更应避免饮茶。市场上销售的含阿胶、红枣的保健食品对贫血也有一定预防和治疗作用。

对婴幼儿如不能母乳喂养时，应选用强化铁配方奶喂养。孕产妇在妊娠后期和哺乳期间，因铁的需要量增加，可给予口服硫酸亚铁预防缺铁性贫血。

九、尿路感染

1. 什么是尿路感染

尿路感染是指各种病原体侵入尿道并大量繁殖而引起尿道的炎症，病原体以细菌最为常见，极少数也可由真菌、病毒、寄生虫等引起。尿路感染是最常见的疾病之一，可发生于任何年龄，且随年龄的增加而递增，以女性多见。医学上按感染发生的部位可分为上尿路感染(包括肾盂肾炎和输尿管炎)和下尿路感染(包括膀胱炎和尿道炎);按病程长短可分为急、慢性尿路感染;按有无尿路功能或解剖上的异常分为复杂性和非复杂性尿路感染;按尿路感染是初发还是再发分为初发和再发性尿路感染,后者又可分为复发和重新感染。

2. 得了尿路感染有什么表现

(1)无症状性细菌尿

又称隐匿性细菌尿,患者有真性细菌尿而无任何尿路感染症状,常因其他慢性肾脏病做常规尿细菌学检查时发现。

(2)急性膀胱炎

发病较急,主要为尿频、尿急、尿痛、尿道烧灼感等尿路刺激症状,可有下腹部疼痛,偶有肉眼血尿。一般无明显的全身感染症状。

(3)急性肾盂肾炎

急性起病,可有尿频、尿急、尿痛等尿路刺激症状,大多伴有腰痛或肾区不适。常伴有寒战、高热、全身不适、头痛乏力、食欲减退、恶心呕吐等全身症状,由血源性感染致病时全身症状尤为突出。并存糖尿病和尿路梗阻的患者易并发肾周围脓肿或肾乳头坏死。

(4)慢性肾盂肾炎

急性发作时类似典型的急性肾盂肾炎,有明显的全身感染症状,缓解期可表现间歇性低热或无自觉症状。部分患者可出现腰部酸痛不适,间歇性尿频、排尿不适,急性发作时也可出现典型的膀胱刺激症状。病情持续发展最终可导致慢性肾衰竭,出现尿毒症。

3. 得了尿路感染如何治疗

尿路感染可通过以下方式检查：

尿常规检查、尿细菌检查、血常规检查、B超检查、其他检查：X线腹部平片加静脉肾盂造影检查。

尿路感染的治疗目的不仅是控制症状，防止复发，还要根治细菌尿，保护肾脏功能。急性尿路感染治疗不彻底常可反复发作，并可转变为慢性尿路感染，累及肾脏，严重者可引起肾功能衰竭。

其治疗方式主要包括：一般治疗、抗菌治疗、中医治疗、中医中药等。

4. 如何预防尿路感染

平时要多饮水，养成良好的排便习惯，不要憋尿。

注意会阴部清洁。要养成便前洗手、便后洗手的好习惯，大便后要防止粪便污染尿道口，应注意从前往后擦肛门。要勤换内裤，尤其是女性。女性还要注意妊娠期、产褥期和月经期卫生。农村妇女提倡使用卫生护垫、卫生巾，避免使用未消毒的普通卫生纸，要养成每日用水清洗外阴的卫生习惯，并注意脚布与清洗外阴的毛巾分开。

适当调整尿液的酸碱度，特殊情况可以口服碳酸氢钠，碱化尿液。注意性生活卫生，性交后及时排尿或冲洗阴道，必要时在医生指导下口服抗生素作为预防。避免导尿和其他尿道侵入性检查。控制诱发因素，积极治疗前列腺炎、糖尿病及盆腔感染。积极锻炼身体，增强机体的抗病能力。

十、尿路结石

1.什么是尿路结石

尿路结石，又称泌尿系结石，是常见疾病，好发于青壮年。农村居民经常在外干活，大量出汗导致水分丢失多，饮水不方便，饮水少、憋尿等均可导致尿液浓缩和尿路感染，引发尿路结石，夏秋高温季节尤其容易发生。结石可存在于尿路各处，从肾、输尿管、膀胱到尿道均可发生。

尿路结石按结石存在的部位分为上尿路结石和下尿路结石。上尿路结石包括肾结石、输尿管结石，下尿路结石包括膀胱结石和尿道结石。上尿路结石按结石形成的机制分为代谢性结石和感染性结石。按尿石的成分，可以将结石分为含钙结石（如：草酸钙、磷酸钙）、感染结石（主要成分为磷酸镁铵和羟磷灰石）、尿酸结石（尿酸和尿酸铵）、胱氨酸结石等。按结石的纯度可以将结石分为单纯结石和混合结石。

2.得了尿路结石有什么症状

(1)疼痛

较大的肾结石移动度小，不易引起剧烈的疼痛，但常感腰部钝痛。小的结石移动到输尿管内形成输尿管结石，可引起输尿管平滑肌痉挛，出现肾绞痛，表现为突发腰部剧痛难忍，辗转不安，大汗淋漓，面色苍白，多呈阵发性发作，运动或体力劳动后诱发，每次发作持续几分钟至数小时不等，疼痛可沿输尿管走行向下放射至会阴部或大腿内侧。检查肾区可有叩击痛。膀胱结石的典型症状为排尿突然中断，疼痛向阴茎头部或尿道远端放射，常伴尿频、尿急症状。尿道结石主要表现为急性尿潴留、会阴部剧痛，还可出现排尿困难，呈点滴状伴尿痛。

(2)血尿与其他症状

血尿出现在重体力活动后或剧烈腹痛时，小便呈洗肉水样，为全程血尿。但多数情况下仅为镜下血尿。结石并发尿路感染，以及膀胱结石对膀胱的刺激，均可引起小便次数增多等尿频症状。当结石有细菌感染时，可有畏寒、发热。若双侧输尿管都被结石堵住时，还可出现无尿。

3. 得了尿路结石如何治疗

化验检查、B 超检查、X 线检查、CT 检查等有利于诊断尿路结石。

尿路结石要根据尿路结石的大小、数目、位置、有无感染、肾功能受损程度以及全身情况等来选择治疗方法，当怀疑有肾绞痛发作时，应立即就医，请专科医生诊治。可通过保守治疗、体外超声波碎石、手术治疗等方式进行治疗。

4. 如何预防尿路结石的发生

(1)饮水预防

大量饮水可通过增加尿量，降低尿液中可形成结石物质的浓度，减少晶体的沉积。同时，尿量增加对泌尿道也起到冲洗作用，使脱落的细胞残骸和细菌等容易被清除，从而减少了感染等引起结石发生的可能。因此，多饮水是预防各类结石形成和长大最有效、最简便的方法。一般来说，每天饮水量应在 2000 毫升以上，如遇天气炎热，出汗多，尿液浓缩，更要适当增加饮水量。

(2)饮食调整

避免高脂、高糖及高动物蛋白饮食，饮食宜清淡，多吃西瓜、冬瓜、梨、藕等食品。含钙结石应限制富含钙（牛奶、豆制品、巧克力、坚果）及草酸成分（菠菜、西红柿、苹果、竹笋、浓茶）的食品。痛风患者易形成尿酸结石，不宜食用高嘌呤含量食物如动物内脏、骨髓、海鲜等。

（3）药物预防

草酸盐结石可口服维生素 B_6，以减少尿中草酸含量或增加草酸溶解度。尿酸结石可口服碱性药物如碳酸氢钠（俗称“小苏打”）碱化尿液，可以预防结石形成。

（4）积极治疗原发病

有尿路感染、尿道狭窄、尿道憩室等疾病，应积极治疗，防止继而并发尿路结石。

十一、痔疮

1. 什么是痔疮

痔疮是指直肠黏膜下和肛管皮肤下静脉丛淤血、扩张和屈曲形成的柔软静脉团。痔疮是一种常见病、多发病。便血、肛门处肿块和肛门疼痛不是痔疮的独有表现，其他疾病如直肠癌、直肠息肉、肛裂等也有类似表现，因此，出现上述症状，不要自作主张，按痔疮治疗，而应去医院普外科或肛肠科诊治，进行相关检查，如直肠指诊、直肠镜、结肠镜、钡剂灌肠等以排除其他疾病。

腹内压力增高、直肠静脉回流受阻是诱发痔疮的主要原因。经常食用辛辣食物、饮酒过多、蹲厕时间过长、慢性腹泻、长期便秘等可直接刺激肛门直肠黏膜，使血管淤血扩张，影响静脉回流而诱发痔疮。

2. 得了痔疮有什么症状

痔疮按形成部位通常分为内痔、外痔和混合痔 3 种类型。

痔疮的症状可因痔疮类型不同、病程长短而不同。

(1)内痔

指位于齿状线以上的黏膜下曲张的静脉丛，表面由黏膜覆盖。内痔按是否脱出及便血程度又分为3期。内痔主要症状是排便带血或便后滴血，内痔块脱出肛门外。

(2)外痔

指位于齿状线以下，肛管皮下静脉丛曲张形成的软性团块，为皮肤所覆盖。外痔也可分为血栓性外痔、静脉曲张性外痔、炎性外痔和结缔组织外痔。外痔主要症状是肛周疼痛，行走、咳嗽时疼痛加重。

(3)混合痔

位于齿状线上下两部分，由直肠上静脉丛与直肠下静脉丛之间彼此吻合相通的静脉所形成，表面有黏膜、皮肤覆盖。严重者痔核相连如花环，成环状痔。混合痔可具有内、外痔二者表现。

3.得了痔疮如何治疗

(1)一般治疗

多饮水和多吃粗纤维含量高的食物，保持大便湿润通畅，温水坐浴。有便秘者可服用液体石蜡油、果导片等药物治疗，疼痛剧烈时服用镇痛药物对症处理。并发感染时可口服抗菌素、外涂抗菌素软膏或1∶5000高锰酸钾液坐浴。在医生指导下选用马应龙麝香痔疮膏局部涂擦、肛门栓剂纳肛或服用消痔散、消痔丹等。

(2)特殊治疗及手术

如痔核硬化剂注射法、胶圈套扎法以及激光、射频、电子痔疮治疗机治疗。3 期内痔、血栓性外痔、混合痔，适合至医院外科行手术治疗。

4. 如何预防痔疮的发生

(1)饮食

多吃蔬菜、瓜果等和含粗纤维较高的食物，多饮水，养成定时大便不要久蹲的好习惯，保持大肠通畅。饮食宜清淡，避免饮酒和食用辛辣刺激性食物。

(2)积极参加户外活动

有利于促进胃肠蠕动，防止大便秘结，改善血液循环，避免久坐导致血液回流障碍，静脉淤血扩张形成痔。可进行自行提肛及缩肛训练，其方法是先有意识地放松肛门，继而用力夹紧臀部及大腿，配合吸气，舌抵上腭，同时肛门缓慢向上收提，稍作停留后再放松肛门。收紧肛门时吸气，放松肛门时呼气，此法可随时随地练习，尤其在久坐后。

(3)注意个人卫生

保持肛门清洁，勤换内裤，每天温水清洗肛门，不仅能清除肛门口残余粪便，还能改善肛门局部的血液循环，可起到预防痔疮的作用。大便后不可用砖头、瓦块等坚硬或锋利物揩擦，以免刮破肛门，引发痔疮感染。

(4)积极治疗慢性病

及时治疗前列腺增生和尿道狭窄等引起排尿不畅的疾病，以免时间一长诱发痔疮。控制慢性支气管炎的感染，正确治疗肝硬化，纠正各种心脏病引起的心力衰竭等，有助于降低腹内压力，利于静脉回流，防止痔疮的发生。

十二、盆腔炎

1. 什么是盆腔炎

盆腔炎为女性内生殖器及其周围的结缔组织、盆腔腹膜发生的炎症。包括子宫内膜炎、输卵管炎、输卵管卵巢脓肿、盆腔腹膜炎。盆腔炎可分为急性和慢性两类，急性盆腔炎发展可引起弥漫性腹膜炎、败血症、感染性休克，严重可危及生命。如急性期未彻底治愈转为慢性往往经久不愈，并反复发作可导致不孕、输卵管妊娠(宫外孕)、慢性盆腔疼痛，严重影响妇女健康。

2. 得了盆腔炎有什么表现

(1)急性盆腔炎

炎症轻重及范围大小不同而有不同的临床表现。常见症状为下腹痛、发热，阴道分泌物增多。腹痛为持续性，活动或性交后加重。病情严重可有寒战、高热、头痛、食欲不振等。如伴腹膜炎可出现消化系统症状如恶心、呕吐、腹胀、腹泻；如有脓肿形成可出现盆腔包块及局部压迫刺激症状，可有长期持续低热、下腹痛久治不愈及阴道不规则流血等。

(2)慢性盆腔炎

①慢性盆腔痛：慢性炎症形成的瘢痕粘连以及盆腔充血常引起下腹部坠胀、疼痛及腰骶部酸痛，常在劳累、性交及月经前后加剧；②不孕及异位妊娠：患上急性盆腔炎后不孕发生率为20%～30%；③月经异常：不规则或量增多；④全身症状多不明显；⑤体征有子宫压痛、活动受限或粘连固定，附件区增厚、压痛。

3. 如何治疗盆腔炎

主要为抗生素药物治疗，多采用联合用药，足量足疗程(7～14 天)，如有脓肿形成，经抗生素治疗控制不满意可手术治疗，慢性盆腔炎则采取综合治疗方法为宜。

4. 如何预防盆腔炎

做好经期、孕期及产褥期的卫生宣传；严格掌握产科、妇科手术指征，注意无菌操作，术后做好护理，预防感染；注意性生活卫生，减少性传播疾病，使用避孕套，限制性对象，避免性乱，经期禁止性交；注意个人卫生，锻炼身体，增强体质，及时彻底治疗急性盆腔炎。

十三、子宫肌瘤

1. 什么是子宫肌瘤

子宫肌瘤是女性生殖系统最常见的良性肿瘤，由平滑肌及结缔组织组成。本病好发于 30～50 岁妇女，40～50 岁妇女发生率高达 51.2%～60%，20 岁以下少见。

肌瘤原发于子宫肌层，常为多个，可生长于子宫任何部位。按肌瘤生长部位分为宫体肌瘤(占 92%)和宫颈肌瘤(占 8%)。

按肌瘤发展过程中与子宫肌壁的关系分为肌壁间肌瘤、浆膜下肌瘤、黏膜下肌瘤。肌瘤供血不足将导致退行性变或恶变，即肌瘤变性。常见的变性有：玻璃样变、囊性变、红色样变、肉瘤变。

2. 得了子宫肌瘤有哪些表现

症状与肌瘤生长部位、有无继发性改变相关，与肌瘤大小、个数关系不大。常见症状有：①月经改变，经量增多，经期延长，一般月经周期不改变，黏膜下肌瘤伴坏死感染时，可有持续性不规则阴道流血或血样脓性排液；②继发性贫血，多见于黏膜下肌瘤；③腹部包块，子宫肌瘤大于3个月妊娠子宫大小时，患者可扪及下腹正中实性、不活动、无压痛包块，常见于浆膜下肌瘤患者；④白带增多，多见于黏膜下肌瘤；⑤腹痛、下腹坠胀；⑥压迫症状，如尿频、尿急、排尿困难、尿潴留等；⑦不孕（少见）；⑧其他，浆膜下肌瘤蒂扭转，肌瘤红色变性常有急性腹痛、发热等。

3. 怀疑子宫肌瘤需要做什么检查

B超最常用，准确率可达93.1%，可以显示子宫增大、形状不规则；肌瘤数目、部位、大小及肌瘤内是否均匀或液化囊变等；周围有否压迫其他脏器等表现。B超还有助于鉴别卵巢肿瘤或其他盆腔肿块。

4. 如何治疗子宫肌瘤

子宫肌瘤通常采用B超进行检查。其治疗必须根据患者年龄、生育要求、症状、肌瘤大小等情况综合考虑。可采用药物治疗和手术治疗。

十四、红眼病

1. 什么是红眼病

红眼病就是“急性或亚急性细菌性结膜炎”，又称“急性卡他性结膜炎”，俗称“红眼病”，或者“暴发火眼”。它最大的特征就是眼红、分泌物多、急性传染性。

2. 得了红眼病有什么表现

患病早期，病人会感到双眼发烫、烧灼、畏光，自觉眼睛磨痛，就像进了沙子般难受。当然，结膜也会充血，于是出现“红眼”的典型症状。紧接着眼睛可能会红肿、流泪、分泌物多，早晨起床会觉得眼屎多，眼睛不容易睁开。有些病人的结膜会出现小的出血点或出血斑，分泌物过多还会在结膜表面形成一层灰白色的膜，医学上把这种膜叫做“假膜”。病情严重者，病变甚至还会侵犯到角膜边缘，出现角膜溃疡，引起剧烈的眼痛。另外，可以伴随头痛、发热、耳前淋巴结肿大等全身的不适症状。

一般来说，红眼病病情最重是在发病后3～4天，以后便会逐渐减轻，大约10～14天就可以痊愈。但如果是由Koch-Weeks杆菌或肺炎双球菌感染引起的，则病情相对较重，可有全身症状如体温升高等，病情大约持续2～4周才会缓解。

3. 得了红眼病如何治疗

得了红眼病应在医生指导下用药，红眼病的治疗必须及时、彻底，防止复发。红眼病的治疗除了及时之外，还要强调坚持，一经发现，立即治疗，不要中断，症状完全消失之后仍然要继续治疗一周左右，以防复发。或应用收敛剂，如0.25%硫酸锌眼药水，每日2～3次，以改善结膜充血的状态。

治疗期间需要注意：

①忌食葱、韭菜、大蒜、辣椒、羊肉、狗肉等辛辣、热性刺激的食物，勿喝酒；

②生活中注意搞好个人卫生，勤洗手、洗脸，不用手或衣袖揉眼或擦眼；

③当只有一只眼睛患病时，应尽力防止另一眼的感染；

④不要遮盖眼睛，因为遮盖眼睛会使分泌物无法排出，同时增加了眼睛局部的温度和湿度，利于细菌和病毒的繁殖，导致病

情加重。

4. 个人如何预防红眼病

红眼病的传染性极强，为防止染上红眼病，首先要避免接触红眼病患者和红眼病病人用过的物品，其次要注意个人卫生，必要时可用眼药水预防，具体来讲要从以下几个方面加以注意：

①在红眼病容易流行的季节，尽量不到公共场所，如游泳池、影剧院、理发店等地方；

②家里有人得了红眼病，不要与其共用毛巾、脸盆等生活用品，对病人用过的毛巾等物品可采用煮沸或在阳光下曝晒的方法消毒；

③接触红眼病患者后，要立即用肥皂洗手，如发现有眼痒，则可用眼药水点眼预防；

④可用抗生素或抗病毒眼药水点眼来预防红眼病。

第七章　急救知识

一、触电

1. 什么是触电

触电又称电击伤，是人体直接接触电源电流对身体造成的伤害。电流对人体的伤害，主要是电热所致的烧伤和强烈的肌肉痉挛，它作用于呼吸中枢及心脏，引起呼吸抑制或心搏骤停。所以触电伤害严重者可造成残疾，甚至直接危及生命。

2. 电击伤后有什么表现

(1)触电局部烧伤

由于电压高低的不同所造成的烧伤也不一样。一般低压电流造成的烧伤较轻，受伤皮肤呈焦黄色，创面小而干燥，直径一般在 0.5～2 厘米左右，边缘清晰，创面干燥，很少见水泡。这种烧伤多见于手、脚，因其正是电流进入点与流出点，有一个进口和一个(多个)出口，所以可有两处以上伤口。高电压(380 伏以上)的烧伤面积就较大而深，局部皮肤凝固，炭化脱落，形成一个深的凹陷创口，创口内可见坏死的肌肉、血管、神经及骨骼。深部组织坏死远比皮肤坏死范围广而不规则，有夹层坏死及间断坏死现象等。

(2)全身表现

轻型：触电后，因肌肉收缩而被弹离电源，触电肢体有麻木感，病人表情紧张、呆滞，呼吸、心跳加快，一些敏感的人常会对周围暂时失去反应。检查一般无阳性体征，但对心脏进行较长时间连续听诊可听到过早搏动。

重型:触电后,呼吸心跳均有明显改变。因呼吸肌痉挛而尖叫,呼吸增快变浅、不规则,口唇紫绀。心跳加快,心律不齐,血压下降,严重者可出现心跳、呼吸停止。一般高压触电往往为呼吸先停,而低压触电常造成心跳先停。

另外,因肌肉痉挛,全身抽搐可造成骨折及关节脱位。或因高空坠落合并外伤、颅内伤和内脏破裂等症状。

3. 发生触电后如何处理

(1)使伤员尽快脱离电源

关闭电源或用绝缘体(如用干燥的竹竿、木棒)挑开电线,用绳子或木椅拉开、推开病员,严禁直接用手去拉,也不能用金属导电的棍棒去作抢救器材,以避免救助者也被电触。

(2)立即施行心肺复苏

发生心跳、呼吸骤停时,救助者应立即对其进行人工呼吸(每分钟 14～16 次)和心脏按压(每分钟 60～70 次),使心跳、呼吸恢复。对呼吸、心搏骤停者,一定不可轻易放弃抢救,应在做口对口人工呼吸的同时,进行胸外心脏按压。人工呼吸及心脏按压,必须及时、有效、不间断地坚持进行,即使在转送医院途中,亦不能中断,可坚持数小时。病人显示有恢复迹象时,人工呼吸仍继续,直到恢复自主呼吸、心脏复跳为止。

(3)输液

电击伤体表皮肤损失范围较小,而深层组织损伤广泛,输液量的调节要根据尿量、心率、精神状态和末梢循环来决定。由于广泛的肌肉坏死,多有大量肌红蛋白的释放,则出现酱油色尿等。为防止出现急性肾功衰竭可输入适量的碳酸氢钠和甘露醇利尿,但尿量每小时要维持在50毫升左右。

(4)焦痂和筋膜切开

高压电电击伤,深层组织广泛坏死,液体大量渗出,造成深筋膜下水肿,使血运障碍、组织坏死范围扩大。所以要早期行焦痂和深筋膜切开减压,即及时祛除坏死组织,防止坏死组织腐烂导致败血症或创面脓毒症和继发大出血。电伤创面宜暴露,不宜包扎,以免坏死组织腐烂、感染等。

(5)预防厌氧菌感染

由于深层组织坏死广泛,而易并发厌氧菌感染。所以要常规注射破伤风抗毒素和大剂量抗炎药物的使用,并口服灭滴灵预防厌氧菌感染。

二、溺水

1.什么是溺水

溺水是人淹没于水中,水充满呼吸道和肺泡引起窒息,吸收至血液循环的水引起血液渗透压改变、电解质紊乱和组织损害,最后造成呼吸和心跳停止而死亡。

2.溺水者有什么表现

症状的轻重,主要取决于溺水量的多少及持续时间的长短。轻症的神志清楚,可出现面色苍白、恐惧、轻度紫绀,但心跳呼吸存在。而重症则面部呈现青紫、肿胀,两眼充血,口腔、鼻充满泡沫(或呈血性),上腹膨胀,四肢冰凉;有不同程度昏迷、抽搐、呼吸和心跳先后停止或两者同时停止。

3.如何处理溺水的病人

症状轻的溺水病人大多不需要特殊处理,给予适当休息,保暖，喝些姜汤、浓茶以利水驱寒。症状重的溺水病人大多出现呼吸障碍或心跳、呼吸停止，所以需进行现场抢救：

(1)倒水处理

即利用头低脚高的体位，将体内水分倒出来。溺水者被救出水后，如呼吸停止，心跳未停者，先清除鼻、口腔的污泥、杂草，取出假牙等。倒水的方法有多种，一是施救者可抱住病员的两脚，将病员腹部放在急救者的肩部快步走动，使积水倒出。另一种方法是，急救者取半跪位，将病员腹部放于急救者膝盖上，使病员头下垂，并压迫背部，使支气管、肺和胃内的水迅速排出。也可将溺水者俯置于牛背上，使病员头下垂，赶牛走动，这时牛背起伏，一面倒水，一面犹如人工呼吸。但倒水的时间不要过长，以免失去复苏的最关键时间，延误了抢救措施。

(2)人工呼吸及胸外心脏按压

溺水者呼吸、心跳暂停，应立即进行口对口(鼻)的人工呼吸。口对鼻人工呼吸法更适合于呼吸停止伴有牙关紧闭病人或幼儿。在行人工呼吸时，除注意溺水者呼吸道的通畅外，还要解开衣领将下颌托起，头要后仰，免舌下坠而阻塞上呼吸道。当病员恢复自主呼吸时这些措施也不能立即停止，还要持续一段时间。在做人工呼吸同时应做胸外心脏按压。为了激发或促使自主呼吸的恢复，可用针刺人中、十宣、涌泉等穴。

重症溺水者在积极抢救的同时应电话联系并送往附近医院。在转送途中，仍应持续人工呼吸和心脏按压。

三、中暑

1. 什么是中暑

中暑俗称发痧，是指人在高温环境下，引起体温调节中枢功能紊乱、汗腺功能衰竭和水、电解质丢失过量等发生的中枢神经系统或循环系统功能障碍为主要表现。中暑是一种威胁生命的急诊病，若不给予迅速有力的治疗，可引起抽搐和死亡。

2. 中暑有什么表现

在医学上，根据病情轻重一般将中暑分为先兆中暑、轻症中暑、重症中暑三种类型。

(1)先兆中暑

主要表现为在高温环境中活动一段时间后，出现大量出汗、口渴、头晕、眼花、耳鸣、胸闷、心悸、恶心、全身疲乏、四肢无力及发麻、注意力不集中、动作不协调等，体温正常或略升高(小于37.5℃)，如及时离开高温环境，短暂休息后可恢复正常或尚能继续劳动。

(2)轻症中暑

除先兆中暑的症状外，体温升高到38.5℃以上，面色潮红、胸闷、皮肤灼热，或出现早期呼吸循环衰竭症状，如面色苍白、恶心、呕吐、大量出汗、皮肤湿冷、血压下降、脉搏细弱且快等，病人被迫停止劳动，一般在休息或经治疗后，可在4～5小时内可逐渐恢复。

(3)重症中暑

症状更重，在医学上分为热痉挛型、循环衰竭型、高热昏迷型(热射病)三类。表现为体温明显升高，可达40℃甚至更高，突然昏厥倒地，神志不清，手足痉挛，皮肤干燥无汗或大汗淋漓，血压骤降甚至测不到，如不及时抢救，常可危及生命，导致死亡。

3. 发生了中暑怎么处理

立即将病人移到通风、阴凉、干燥的地方，如走廊、树阴下，或用电风扇吹风，以加快散热降温。让病人仰卧，解开衣扣，脱掉或松开衣服，如衣服被汗水湿透，应换上干衣服。出现昏迷呕吐的病人，要让其头偏向一侧，以防误吸呕吐物导致窒息。另外注意头部的位置，若面色苍白，头部可低些，头面部发红者头部可垫高些，以保证头部的血流量适当。

用凉湿毛巾冷敷头部，或用冰袋、冰块置于病人头部、颈部、腋窝、大腿根部等处，但要注意，冰袋不能置于心前区，冰袋要用干毛巾包裹后使用。也可用75％酒精或33％白酒擦拭腋下、肘窝及腹股沟等大动脉搏动处，同时按摩四肢及躯体促进血管扩张，加速血液循环，以利散热。

意识清醒的病人，可给其饮服绿豆汤、淡盐水等解暑。有头晕、恶心、呕吐等症状的病人，可给服人丹、藿香正气水、十滴水等药物，有条件者可静脉输注适量生理盐水或5％葡萄糖。

对重症中暑病人，除迅速离开高温环境、就地抢救外，要立即拨打当地120急救电话，尽早送往附近医院进行抢救治疗，千万不能拖延，以免耽误病情。

四、急性酒精中毒

1. 什么是急性酒精中毒

酒精又称乙醇，急性酒精中毒，又称酒醉。酒精中毒多为大量饮酒或酒精类饮料后所引起的中枢神经系统兴奋抑制状态，偶因饮用医用酒精（其浓度为95％或75％的乙醇）所致。酒精对中枢神经有抑制作用，先抑制大脑，渐延至延髓和脊髓，抑制血管运动中枢时可引起呼吸和循环衰竭。

2.急性酒精中毒有什么表现

对于乙醇的反应，应视其酒量的大小，各不相同。饮酒后中毒症状出现的迟早也因人而异。中毒的症状可分为三期，各期的界限也不甚明确，由一期转至另一期的快慢，也各有差异。

(1)兴奋期

俗称“狂言狂语”。患者大多面色发红，有欣快感，毫无顾虑，说话爽直，语言增多，滔滔不绝，喜怒无常，其语言、动作天真，粗鲁无礼，容易感情用事，或怒或愠，惹是生非，有时则静寂入睡。

(2)共济失调期

俗称“胡言乱语”。患者的动作不协调，动作逐渐笨拙，后来连简单的操作也难以胜任，身体的平衡渐难保持，所以步态蹒跚、语言不清、语无伦次、胡言乱语、含糊不清，甚至精神错乱；或可出现恶心、呕吐、睑结合膜充血、脉快、呼吸浅慢等。

(3)昏睡期

俗称“默默无语”。进入的乙醇量再行增多，患者即转入昏睡。面色苍白或潮红、皮肤湿冷、沉睡、呼吸缓慢有鼾声，口唇微紫，瞳孔散大或正常，心率增快，脉搏快速，血压及体温下降，呈休克状态，严重者大小便失禁、抽搐、昏迷，最后可发生呼吸与循环衰竭而死亡。

3.发生了急性酒精中毒如何处理

大多数酒醉者无需特殊治疗。可静卧、喝浓茶或咖啡，促使醒酒。重度中毒者，应及时送往医院，根据情况采取各种不同的治疗措施。

五、急性有机磷农药中毒

1. 什么是有机磷农药中毒

有机磷农药是目前农村应用较为广泛的杀虫剂。在一些生产和使用的有机磷农药中，部分属于高毒性及中等毒性，如甲拌磷、内吸磷、对硫磷、敌敌畏、敌百虫、乐果等。这些农药可通过皮肤接触从皮肤进入、经空气从呼吸道吸入、误服从消化道吸收进入人体，引起中毒症状。严重者，常常因为呼吸衰竭而死亡。

有机磷农药中毒的发作时间与中毒途径有关系。经口服者约 10 分钟至 2 小时发病，经呼吸道吸入者，约 30 分钟发病，皮肤吸收后约 2～6 小时发病。在确定有机磷农药中毒时，除明确有机磷农药接触史和典型症状外，从病人衣物、呕吐物中可闻到一种特殊大蒜样臭味。

2. 急性有机磷农药中毒有哪些表现

轻度中毒：头晕、头痛、乏力、恶心、呕吐、流涎、多汗、视力模糊、瞳孔缩小。

中度中毒：除上述症状加重外，有肌束颤动，瞳孔明显缩小，轻度呼吸困难，腹痛腹泻，步态蹒跚，轻度意识障碍的症状。

重度中毒：除上述症状外，瞳孔极度缩小，呼吸极度困难，昏迷，呼吸麻痹。

3. 急救措施

(1)消除毒物

迅速将患者脱离中毒现场，立即脱去被污染的衣服、鞋帽等。用大量生理盐水或清水或肥皂水(敌百虫中毒者禁用)清洗被污染的头发、皮肤、手、脚等处。

口服中毒者应尽早催吐及洗胃。如无洗胃设备，病人又处于清醒状态时，可用一般温水让中毒患者进行大量饮服，轻轻刺激咽喉致使呕吐，如此反复多次进行。

(2)紧急复苏

保持呼吸道通畅，特别是呼吸道有过多的分泌物要及时清除。发生呼吸困难时，有条件者应立即吸氧。对于中毒严重者，要分秒必争送往附近医院进行急救。

六、拟除虫菊酯类农药中毒

1. 什么是拟除虫菊酯类农药中毒

拟除虫菊酯类农药品种有：溴氰菊酯、氯氰菊酯、氯菊酯、胺菊酯、甲醚菊酯等，属低毒性农药，对人畜较为安全，但也不能忽视安全操作规程。可因使用不当或误服这类农药导致拟除虫菊酯类农药中毒。

2. 拟除虫菊酯类农药中毒有哪些表现

拟除虫菊酯类农药可以由两种途径进入人体，即口服和皮肤接触。由于服药量的大小不同，其临床表现有轻中重之分。

轻度：头痛、头昏、恶心呕吐、上腹部可有酌痛感、乏力、食欲不振、胸闷、流涎等。

中度：除有上述症状外，患者常出现意识朦胧，口、鼻、气管分泌物增多，双手颤抖，肌肉跳动，心律不齐，呼吸感到有些困难。

重度：症状为呼吸困难，紫绀，四肢阵发性抽搐或惊厥，意识丧失，严重者深度昏迷或休克，危重时会出现反复强直性抽搐引起喉部痉挛而窒息死亡。

由于在农药的转运或使用过程中，皮肤因较长接触农药而引起中毒症状的，主要以接触局部的症状为主。接触处皮肤发红、发辣、发痒、发麻，严重的出现红疹、水疱、糜烂。如农药不慎误入眼内，可引起眼结膜充血、疼痛、怕光、流泪、眼睑红肿等症状。

3. 拟除虫菊酯类农药中毒如何治疗

(1)对经口服导致中毒者应立即催吐、洗胃

催吐可轻刺激患者的咽部引起反射性的呕吐，清除胃内的毒物。洗胃可用清洁水、2%的碳酸氢钠溶液。

(2)对经皮肤中毒者的处理

应立即用肥皂水、清水冲洗皮肤，皮炎可用炉甘石洗剂或2%硼酸水湿敷；眼睛沾染农药用大量清水或生理盐水多次冲洗，口服扑尔敏、苯海拉明等。

(3)药物治疗

本病无特效解毒药，只能对症治疗。

七、急性磷化锌中毒

1. 什么是磷化锌中毒

磷化锌属于灭鼠药的一种，由锌粉与赤磷加热制成，化学纯品为暗灰色带光泽的粉末，因在空气中能不断释放出磷化氢气体，带有蒜臭味。磷化锌属于剧毒级毒物。磷化锌口服后在胃酸的作用下分解成磷化氢和氯化锌。磷化氢能导致神经细胞功能障碍，氯化锌对胃有强烈的刺激和腐蚀作用。磷化锌吸入后对心血管、肝和肾功能以及内分泌功能产生严重的影响，发生多脏器受损。

2. 急性磷化锌中毒有哪些表现

误服磷化锌，首先发生消化道症状，如上腹不适、恶心、呕吐、腹痛及腹泻，有时整个腹部持续性疼痛，不易缓解，呕吐物为暗灰色。剧烈呕吐可带有胆汁和少量血性液体，呕吐物和大便可有大蒜气味。急性中毒者多有头痛、头晕，逐渐出现烦躁、血压下降、全身麻木及四肢无力，活动不灵。有的病人出现肝大、黄疸、少尿或血尿。严重中毒者，神经症状明显，可有震颤、抽搐、谵妄及昏迷，多数病人因呼吸麻痹而死亡。

3. 急性磷化锌中毒的急救及处理

(1)清除毒物

对于皮肤接触者，应更换衣服，清洗皮肤；对于吸入中毒者，应立即转移患者，置于空气新鲜处；对于口服中毒者应立即催吐、洗胃、导泻。

(2)对症治疗

静脉补液促进排泄、保持呼吸道通畅、氧疗、控制感染、纠正酸碱平衡失调与电解质紊乱、防治并发症、营养支持、糖皮质激素。

八、食物中毒

1. 什么是食物中毒

食物中毒是指摄入了含有生物性、化学性有毒有害物质的食品或把有毒有害物质当作食品摄入后出现的非传染性(不属于传染病)的急性、亚急性疾病。

2. 食物中毒的表现

(1)细菌性食物中毒

动物性食物（如肉、蛋、奶类制品）和植物性食物（如米饭、蔬菜）均可引起。主要是由于食用腐败变质，异常死亡（病死、毒死或死因不明）的畜禽肉，未低温保存食物，未烧熟煮透的食物引起。细菌性食物中毒以胃肠道症状为主，如腹痛、腹泻、恶心、呕吐，有时有发热、头痛，潜伏期一般在 3～12 小时，部分在 13～24 小时，少数在 48～72 小时。常见的食物中毒有沙门氏菌食物中毒、副溶血性弧菌食物中毒、变形杆菌食物中毒等。

(2)霉菌性食物中毒

食用了霉变食物（如大米、小麦）后常发生食物中毒。病人常在食用霉变粮食后很快发病（数分钟～4 小时），症状有头晕、恶心、呕吐、腹痛、腹泻、全身不适、乏力、发热等。

(3)动植物性食物中毒

有些动植物有毒不可食用，如河豚、蟾蜍、动物甲状腺、毒蘑菇、桐油等；有些食物原料加工不彻底也可引起食物中毒，如豆浆、四季豆、发芽马铃薯等。

(4)化学性食物中毒

化学性食物中毒常见有以下情况：一是食物被有毒有害物污染，如铅、砷、农药等；二是误把有毒有害物当食物，如把亚硝酸盐当作食盐食用；三是部分不法食品生产者在食品中添加非食用化学物质或滥用添加剂，如食品中添加吊白块、甲醛、瘦肉精，奶制品中加入三聚氰胺，滥用防腐剂、色素等；四是食物贮存不当，营养素和成分发生变化，如油脂氧化酸败。一般化学食物中毒发病快，潜伏期在数分钟～1 小时，死亡率较高，要及时治疗。

3. 食物中毒后如何治疗

及时排毒，包括催吐、洗胃、导泻、灌肠。对化学性和有毒动植物食物中毒要及时用拮抗剂或解毒剂，防止毒物继续吸收，并注意保护胃黏膜。对感染型细菌性食物中毒要针对性使用抗生素治疗。补充体液，促进毒物排出，稀释毒素。对症治疗，如纠酸，保护心、脑、肾、肝等重要脏器的对症治疗。

九、急性一氧化碳中毒

1. 什么是急性一氧化碳中毒

一氧化碳是无色、无味、无臭、无刺激性，从感观上难以鉴别的气体。吸入过量的一氧化碳引起的中毒称急性一氧化碳中毒。日常生活中如不注意煤气管道的密闭和环境的通风等预防措施，常在无意中发生中毒而自己不知道。急性一氧化碳中毒是较为常见的生活性中毒，也是常见的职业性中毒。

2. 急性一氧化碳中毒有哪些主要表现

一氧化碳吸入体内后，很快与血红蛋白结合成碳氧血红蛋白，不能携带氧，造成人体的组织细胞缺氧，出现中枢神经系统、呼吸系统、循环系统等中毒症状，导致人体的生命机能紊乱。

(1)轻度中毒

出现头痛、头晕、恶心、呕吐、心悸、四肢无力、嗜睡、意识模糊等症状。此时如能及时脱离中毒环境，吸入新鲜空气，症状可迅速缓解。

(2)中度中毒

出现除头晕、头痛、恶心、呕吐、心悸、乏力、嗜睡外，可出现反应迟钝、面色潮红，口唇呈樱红色，脉搏增快，昏迷，瞳孔对光反射、角膜反射及腱反射迟钝，呼吸、血压可发生改变。此时如能及时抢救，亦可恢复且无明显并发症。

(3)重度中毒

出现深昏迷，各种反射减弱或消失，肌张力增高，患者可以睁眼，但无意识，不语、不动。不主动进食或大小便，呼之不应、推之不动。此时可发生脑水肿、肺水肿、休克、应激性溃疡、大脑局灶性损害，受压部位皮肤可出现大水疱和红肿，甚至坏死。

一氧化碳中毒后可出现迟发性脑病。主要表现在中毒患者在意识障碍恢复后，经过约 2～60 天的假愈期，可出现精神意识障碍如表情淡漠、四肢肌张力增高、震颤、偏瘫、小便失禁、失语、失明、不能站立、听力下降等临床表现。

3. 发生一氧化碳中毒后如何处理

迅速将病人转移到空气新鲜的地方，卧床休息，保暖，保持呼吸道通畅，并及时送往医院。

当发现或怀疑有人为一氧化碳中毒时，应立即采取下述措施：

①立即打开门窗通风，迅速将患者转移至空气流通处，卧床休息，保持安静并注意保暖；

②确保呼吸道通畅。对神志不清者应将头部偏向一侧，以防呕吐物吸入呼吸道引起窒息；

③头置冰袋以减轻脑水肿。对有昏迷或抽搐者，可在头部置冰袋，以减轻脑水肿；

④迅速给氧；

⑤观察病人变化，对轻度中毒者，经数小时的通风观察后即可恢复，对中、重度中毒应尽快向急救中心呼救。在转送医院的途中，一定要严密监测中毒者的神志、面色、呼吸、心率、血压等病情变化。

4. 如何预防一氧化碳中毒

目前，城市内燃气热水器和用燃气煮饭已相当普遍，农村大部分家庭用煤或蜂窝煤炉做饭、取暖，一氧化碳（煤气）中毒时有发生，因此，重视和预防一氧化碳中毒尤为重要，可从以下几个方面做起：

①热水器或煤气不应放置于家人活动的房间内、密闭浴室或通风不良处；

②保持室内良好的通风状况，尤其是在冬天、雨天；

③应注意热水器或煤气正确的使用方法及保养，并随时注意是否呈完全燃烧状态。若产生红色火焰则呈不完全燃烧的现象较多，若产生蓝色火焰则大部分为完全燃烧；

④煤气具应放在不燃烧材料上面，周围切勿放置易燃品；

⑤自动点火的煤气具连续未点燃时，应稍等片刻，让已流出的煤气放散后再点火；

⑥使用煤气具前应闻闻煤气味，确定是否漏气；

⑦注意检查连接煤气具的橡皮管是否松脱、老化、破裂，或被虫咬；

⑧居室内火炉要安装烟囱，烟囱结构要严密和通风良好；

⑨吃火锅用木炭时，一定要注意室内通风，以防一氧化碳中毒。

十、沼气中毒

1. 什么是沼气中毒

沼气中毒，是指人们吸入了大量的沼气而引起的急性全身性中毒。沼气是一种混合气体，主要成分为甲烷，其次为二氧化碳、氮、氢、一氧化碳和硫化氢。常常能闻到硫化氢的气味。当人吸入沼气过多时，有毒气体经肺泡进入血液，很快与体内红细胞相结合，形成碳氧血红蛋白，使血红蛋白失去运输氧的能力，造成缺氧血症，同时还能抑制呼吸，导致一系列中枢神经症状。倘若环境空气中所含甲烷浓度高，使氧气含量下降，就会使人发生窒息，严重者会导致死亡。

2.沼气中毒的表现

沼气中毒按其临床表现分为轻、中、重度中毒。中毒较轻者表现为头痛、头晕；中度中毒者可见面部潮红，心跳加快，出汗较多；重度中毒者病情比较险恶，如出现深度昏迷，体温升高，脉搏加快，呼吸急促，同时出现大小便失禁等。这类病人如抢救不及时，会因呼吸麻痹而死亡。有些病人虽经抢救脱险，也难免留下健忘及精神障碍等后遗症。

3.发生沼气中毒后如何处理

发生沼气中毒后，应立即将中毒病人转移到空气流通的地方，解开衣扣和裤带，保持呼吸道畅通。同时注意保暖，以防发生受凉和继发感染。对轻度中毒病人一般不需特殊处理，可根据情况服用去痛片、利眠宁等药。中度中毒病人，应给予强刺激手法，针刺人中、涌泉等穴位，并及时送医院抢救。

4.如何预防沼气中毒

沼气中毒是完全可以预防和避免的，其办法是：

①清理沼气池时，提前两天打开沼气的出料、进料口和气门，让停留在沼气池中的沼气通过空气流通跑净，最好用电风扇进行通风；

②下池操作不必过急，时间不宜过长，如感到不舒服应立即

出池，离开沼源；

③用沼气煮饭完毕要关好开关，并开门窗通风。

十一、外伤

1. 什么是外伤

跌倒、高处坠落、车祸以及刀割刺伤等意外因素，使人体受到伤害，人体的组织被撕裂，人体的功能发生障碍称之为外伤。轻伤者可引起人体的功能障碍，如关节活动受限、肌肉肿胀疼痛等，导致人的衣食住行不便；重者因严重的损伤，大量的出血，内脏的破裂等引起生命危险。

2. 外伤有哪些表现

以有无伤口，外伤分为闭合性和开放性外伤。

(1) 闭合性外伤

体表没有伤口，皮肤及体表黏膜完好。常见的有：

①挫伤。为钝力打击所致的皮肤和皮下软组织损伤，皮肤无裂口，挫伤分为皮肤软组织挫伤、胸腹部挫伤、头部挫伤。皮肤软组织挫伤，常导致深部血肿，伤部青紫，皮下淤血、肿胀，按之疼痛。胸腹部、头部挫伤等易合并内脏损伤出血，病情较重；

②扭伤。在踝部、手腕等关节处以及颈、腰等活动部，常因姿势不当，用力不慎，或因外力作用致关节过度屈伸或扭转，造成关节、韧带、肌肉等的部分撕裂，严重者可导致关节的脱位甚至骨折。扭伤后多出现关节疼痛，活动受限，行走不便；

③挤压伤。常发生在肢体或躯干，由于被重物挤压所致。伤处有较广泛的软组织破坏、出血。受伤的肢体迅速发生肿胀变硬，皮肤出现张力性水泡、皮下青紫淤斑，活动受限，严重者可

因内脏出血，引起休克，危及生命。

(2)开放性外伤

体表有伤口，多数由锐器所造成，常有皮肤、黏膜破裂，创伤出血。伤口因大小、深浅，创面规则与不规则，以及受污染的程度、是否伤及大的血管以及内脏等的不同，应选择不同的治疗方法，严重者需要及时送往医院抢救。

3. 外伤的救治措施有哪些

(1)急救措施

急救包括现场急救、转运和急诊室初步处理。急救要因地制宜，掌握好五个基本技能：止血、包扎、固定、搬运、复苏。

①开放性伤口：小的浅的无缺损的伤口，用创可贴即可；其余伤口应用干净的敷料如纱布覆盖并包扎。有大的血管损伤因其出血量大应采取在受伤肢体上端加压包扎固定或用止血带止血；

②胸部的开放性损伤应尽快用厚的敷料封闭伤口；

③有内脏暴露或脱出时，不要随意还纳，应注意保护，避免污染或卡压导致坏死而影响抢救；

④对于四肢骨折，须用较长的夹板或树枝棒等(超过骨折部上下一个关节)用布条或绳绑扎进行固定，以避免在搬动过程中导致骨折的再次移位而加重损伤。疑有脊柱骨折时应保持脊柱平直并卧硬板床进行搬运，以免加重神经组织损伤；

⑤昏迷病人要严密观察患者的呼吸，清除患者口内异物或痰液，保持呼吸道通畅；

⑥呼吸心跳停止应就地进行人工呼吸和胸外心脏按压；

⑦对于断离肢体或大的肉块应用无菌或清洁的布块包裹，

最好用塑料袋套装，在低于4℃的低温下保存，随同病人一同护送到医院；

⑧及时安全地护送病人，应快速送到就近的医院，为抢救争取时间。

(2)局部的处理

外伤后，按照先重后轻的原则，对危急重症患者优先使用上述急救措施外，局部采取必要的措施。

①闭合性损伤的局部处理：局部予以适当的制动或固定，如腕踝部外伤后局部用小夹板和绷带暂时固定；抬高伤肢，促进静脉回流，能够减轻肿胀，缓解疼痛；若肿胀、淤斑明显，应尽早进行局部的冷敷，肿胀消退或缓解后改为热敷或理疗，加强功能锻炼，促进肢体功能尽早恢复；对于较大的血肿或血肿在逐渐增大的应抽出血液，同时加压固定包扎；对于四肢骨折，应先固定后及时送往医院进行复位固定处理；对于挤压伤如因出血量大，肢体肿胀严重，并有感觉运动功能障碍时，应及早到医院切开减压，以避免肢体因缺血产生坏死；

②开放性外伤的局部处理：由于有伤口和创面，如不进行及时的严格处理，伤口和创面有可能导致感染。伤口如有不洁物或异物，清创不及时、不彻底，会导致伤口感染化脓。对于较大伤口，在清创后要进行缝合止血，促进伤口尽早愈合。

(3)外伤的药物治疗

一些轻微的外伤，经局部处理后不需要用药，由于机体的修复能力，往往很快恢复。

在闭合性损伤中，因软组织损伤严重，局部肿胀、有时疼痛难忍，则应给予口服和外敷药物。口服中药如三七片、跌打丸、伤科接骨片等，活血化瘀，消肿止痛。伴疼痛者，给予消炎止痛药，如散利痛、扑炎痛等。局部可外搽或敷，外搽药如扶他林乳剂、云南白药气雾剂等，外敷可用七厘散调伤痛酊敷，或活血散调醋敷。在民间有一些偏方，在山上采摘的中药经捣烂后外敷，效果亦佳。

开放性外伤中，因伤口和创面多数被污染，常需要使用抗菌素抗感染治疗，可采用口服或静脉滴注等方式，临床上多根据外伤的情况而定。如失血较多，则需要补充血容量，可给予生理盐水、血浆，必要时予以输血。对合并有其他内脏损伤的，应积极加以抢救，必要时施行手术治疗。

十二、毒蛇咬伤

1. 如何辨别有毒与无毒蛇

蛇是活跃在广阔的农村土地上的爬行动物。在农村被毒蛇咬伤的较多，是农村的一种常见病。在我国毒蛇的种类较多，有毒蛇 40 多种，常见的毒蛇有五步蛇、竹叶青、眼镜蛇、蝮蛇、金环蛇、银环蛇、烙铁头等。被毒蛇咬伤后，从牙痕上可以判断是否有毒，伤口上蛇的牙痕为单排的、有两个针尖大牙痕的为有毒，二行或四行锯齿状浅小牙痕的为无毒。从时间上可以判断是否有毒，如果咬伤后 15 分钟内出现红肿并疼痛，则有可能是被毒蛇咬了。从蛇的外表亦可区别是否为毒蛇，无毒蛇的头部呈椭圆形，颈不细，尾部细长，体表花纹多不明显。毒蛇一般头大颈细，头呈三角形，尾短而突然变细，表皮花纹比较鲜艳，休息时常卷成团。

2. 毒蛇咬伤后可出现哪些表现

毒蛇大致可分成三大类：眼镜科以神经毒为主，海蛇科以肌毒为主，蝰蛇科和蝮亚蛇科以心脏毒为主。

神经毒损害：被眼镜蛇咬伤后，临床症状由轻到重。起初局部伤口反应较轻，伤口微痒麻木、疼痛，亦可无感觉。1～6 小时后出现中毒症状，全身不适，四肢无力，头晕、眼花，继而出现胸闷、呼吸困难，接着症状逐渐加剧，出现眼睑下垂、视力模糊、语言不利、吞咽困难，严重者呼吸困难加剧而危及生命。

心脏毒损害：被蝰蛇和竹叶青咬伤后，症状往往在半小时至 3 小时左右出现。蛇咬伤局部红肿、疼痛、水疱，可有出血坏死。随着时间的推移，肿胀逐渐向上扩展，伴随恶心、呕吐、血压下降、心律不齐，严重者出现循环和肾衰竭，导致生命危险。

肌毒损害：局部轻微疼痛甚至无症状，30 分钟至数小时后，感觉肌肉疼痛，肢体无力，眼睑下垂，牙关紧闭，心肌损害致心慌、心律不齐，继而肾衰、少尿、无尿危及生命。

3. 被毒蛇咬伤后如何急救

被毒蛇咬伤后，患者应保持镇静，切勿惊慌、奔跑，以减慢人体对蛇毒的吸收和蛇毒在人体内的传播速度，减轻全身反应。毒蛇咬伤后应密切观察并积极处理。

(1)绑扎伤肢

被毒蛇咬伤后，应立即用止血带或橡胶带、随身所带绳、带等在肢体被咬伤的上方扎紧，结扎紧度以阻断淋巴和静脉回流为准，减少毒液吸收，防止毒素扩散。结扎时应留一活的结头，便于解开，每 15～30 分钟放松 1～2 分钟，避免肢体缺血坏死。结扎一般不超过 2 小时。

(2)冲洗伤口

被毒蛇咬伤后，立即用冷清净水或盐水冲洗伤口，有条件的可用生理盐水、肥皂水、过氧化氢、1∶5000 的高锰酸钾溶液冲洗。

(3)清创排毒

缠扎止血带后，施行刀刺排毒，用清洁的小刀、三棱针或其他干净的利器挑破伤口，作十字形切开后再吸引，不要太深，以划破两个毒牙痕间的皮肤为原则，使毒液外流。刀刺后应马上清洗伤口，从上而下向伤口不断挤压 15 分钟左右，挤出毒液。如果伤口里的毒液不能畅通外流，可直接用嘴吸吮，约 15～30 分钟，但必须注意安全，边吸边吐，每次都用清水漱口。毒蛇咬伤 15 分钟内，采用拔火罐，在伤口处用火罐直接吸出毒液，或用针筒在前端套一条橡皮管来抽吸毒液。咬伤 30 分钟后，不宜吸吮、拔火罐和切开扩创。

(4)用药

抗蛇毒血清和蛇药是必需和有效的药物。抗毒血清和蛇药应尽早使用，越早越好，半小时内使用是最好的。抗毒血清需作过敏试验，用 0.1 毫升抗毒血清加 20 倍的生理盐水取 0.1 毫升作皮试，反应阴性者方可使用。每支 10 毫升加入 5%的葡萄糖溶液 500 毫升静脉滴注，每天 3～5 支。创口附近首次 5 毫升肌注。中药在治疗毒蛇咬伤中有特殊作用，如广东蛇药、南通蛇药、上海蛇药，首次服 10 片，以后每隔 5 小时服 5 片，3～5 天为一疗程。还可用半枝莲 60 克、白花蛇舌草 60 克、七叶一枝花 15 克、紫花地丁 60 克水煎内服外敷。

4. 怎样预防被蛇咬伤

对多蛇区的居民和被毒蛇咬伤机会较多的人群应了解蛇生活习惯和蛇咬伤防治知识。

对住宅周围的杂草、乱石要经常清理，使蛇无处藏身。不要随便在草丛和蛇可能栖息的场所坐卧，禁止用手伸入鼠洞和树洞内及岩石空隙等蛇的休息之处，避免被蛇咬伤。

在山野中行走时，手中持一小棍或树枝，打草惊蛇，把蛇赶走。在山林地带宿营时，睡前和起床后，应检查有无蛇潜入。进入山区、树林、草丛地带应穿好鞋袜，扎紧裤腿。遇见毒蛇，应远道绕过。若被蛇追逐时，应向上坡跑，或忽左忽右地转弯跑，切勿直跑或直向下坡跑。遇到迎面而来的蛇，可将手中工具或帽子等物品扔向蛇，然后再转身跑，蛇有了新的进攻目标之后，一般就不会追赶你了。在野外宿营，应在周围铲出一块空地，撒上一些草木灰或石灰。如发觉有蛇在身上爬，切不可惊慌而惊动蛇，而应屏住呼吸，一动不动，待蛇爬走。必要时在毒蛇常出没的地方劳动时应随身备用一些蛇药和止血带。

十三、呼吸道异物

1. 什么是呼吸道异物

呼吸道异物是耳鼻喉科常见急症之一，多发生于 5 岁以下儿童。在日常生活中，由于不注意，如小儿进食哭闹或口含异物不慎摔跤时，或成人口含东西作业时不慎，异物误入喉、气管或支气管内即为呼吸道异物。当异物进入呼吸道时，因为异物占据气道或者异物刺激咽喉导致喉痉挛，如不及时诊断和处理，可在短时间内发生窒息而危及生命。呼吸道异物种类较多，最常见的有西瓜子、花生米、黄豆、蚕豆、鱼刺等。

2. 呼吸道异物病人有哪些表现

(1)喉异物

当异物嵌顿在咽喉部时，可发生呛咳、气急、呼吸困难、疼痛等症状。若异物停留于喉上口，则有声音嘶哑或吞咽困难。稍大异物若阻塞于声门又处理不及时可迅速导致死亡。

(2)气管异物

在咽喉部的异物处理不及时可随气流移动，进入较大气管时引起阵发性咳嗽及呼吸困难。气管腔被异物所占，或声门因刺激产生炎症水肿而狭小，导致呼吸困难出现生命危险。

(3)支气管异物

早期症状与气管异物相似。异物经相对大的气管进入其分支即支气管而产生症状。由于不同种类异物可以出现不同症状，如花生米、豆类，对黏膜刺激较大，常出现高热、咳嗽、咯脓痰等急性支气管炎症状。若为金属异物，对局部刺激较小，如不发生阻塞，可存留在支气管中数月而无症状。以后，由于异物嵌顿于支气管而造成不同程度阻塞而出现不同症状。支气管不完全阻塞时，吸气时气管扩大，空气可进入，当呼气时因支气管缩小，呼出气少，终致阻塞处远端气体不断增加，形成阻塞性肺气肿。支气管完全阻塞，呼气、吸气时空气均无法通过，则阻塞处远端空气逐渐被肺吸收，最终形成阻塞性肺不张。

3. 呼吸道异物如何处理

一旦发生呼吸道误入异物，应尽快送医院诊治，情况危急而就医不及时，可将患儿倒立，轻拍其背部，其梗于喉、气管之异物有可能借助咳嗽反射而排出。发现患者窒息后，救助者不要慌忙抬着患者去医院，几分钟的时间不仅无法赶到医院实施抢救，还会贻误宝贵的抢救时机。要立即对患者进行现场急救，先让患者趴跪地上，臀部抬高，头尽量放低，然后用手掌稍用力连续拍打病人背部，以促使异物排出。此法无效时，可立即从患者背后拦腰将其抱住，双手叠放在病人上腹部，快速用力地向后上方挤压，随即放松，如此反复数次，将膈肌向上挤压，借空气的力量把异物冲出，操作时间动作必须快速，用力适度，以免造成肋骨骨折或内脏损伤。与此同时，应打 120 急救。喉部异物可直接钳出异物，鱼刺卡喉时不可误将其向内推入，民间喝醋对软化鱼刺有一定效果。气管异物可到医院在直接喉镜或支气管镜照视下钳除。支气管异物需经支气管镜取出，或打开胸腔取出。对有窒息征兆者，宜尽早行气管切开术插管，保持呼吸道通畅，然后再设法取出异物。

4. 如何预防呼吸道异物

最好不要给五岁以下儿童吃瓜子、花生、豆类等食物。吃西瓜时可先去掉瓜子。进食避免谈笑、哭闹或打骂小儿。要改掉边走边玩边进食的不良习惯，以免一旦跌倒后啼哭，将口中食物吸入下呼吸道。要细心照看小儿，并教育年龄稍大的儿童，勿给幼儿喂吃瓜子、花生、豆类等食物。也要提防小儿自己拿取上述食物。

教育儿童不要把玩的东西放在口中，发现儿童口中含有东西时要及时设法取出。但切不可强行夺取，以免哭闹后吸入。吃饭时养成良好习惯，不准跑跳和开玩笑。细嚼慢咽，防止呛咳，防异物误入气道。

成年人应改掉工作时把针、钉等物咬在嘴里的习惯，以防发生意外。对于昏迷或全麻后未清醒的病人，要细心护理，预先取下已摇动的假牙，呕吐时，头应转向一侧，以免呕吐物吸入下呼吸道。

第八章　用药常识

一、合理用药，注意疗效与不良反应

合理用药是最基本的用药常识。患者在购买药品时，应对所选药品有所了解，并仔细询问医生或药师是否对症用药，有何不良反应，要根据自己的症状和身体状况判断是否适用。要仔细看说明书或者医生的处方，确定药品名称、主要成分等；遵照用法用量服药；注意药品的生产日期、有效期和储存条件，切勿服用过期药品；清楚药品的不良反应及禁忌症，当不良反应发生时要及时停药并去医院诊治，如服药三五天后不见效就要及时停药并上医院检查。

二、药品的保存与服用方法

1. 药品的保存

(1)避光、避湿、避热。药品最好存放在干燥且阴凉的环境，如暗处的抽屉。不可存放在浴室，以免药品受到湿气破坏。要按照药品说明书上所写的储存条件保存。说明书中所指的常温含义是指 0～30℃、阴凉指不高于 20℃、冷藏指 2～10℃；

(2)放置在原有的包装内。药品与非药品、内服药与外用药、易串味的药品与其他药品应分开存放，以免混淆；

(3)需要放置冰箱的药品，要和食物分开保存，通常放在冰箱的冷藏室，除非有特别说明，不可冷冻；

(4)中药的保存要防霉、防虫蛀、防鼠，应选择干燥通风阴凉的地方保存；

(5)固定地点存放，方便取拿。药品应当存放在小孩拿不到的地方，以免误食；

(6)每年定期检查家中药品，凡是过期、变质、标签脱落的药品要及时清除更新。

2. 药品的服用方法

(1)药物的服用方法与剂型有关

肠溶制剂和缓释、控释制剂应整片吞服，切勿为了便于吞咽，而将药片捣碎或掰成两半。因为药物做成肠溶制剂的目的就是掩盖不良气味或者避免胃部刺激，提高药物稳定性等，若碎服就会失去这方面的作用；而缓、控释制剂掰开服用，就破坏了其结构而不能匀速缓慢释放药物，不但达不到药效，还会增加不良反应。

(2)用药次数和时间

大多数药品服用是每天3次，即每隔8小时1次，但很多人错误地将每天3次理解为早、中、晚。有的医生在书写处方时常用拉丁文缩写来表示服药的次数和时间，例如："qd"表示一天一次；"bid"表示一天两次；"tid"表示一天三次；"qid"表示一天四次；"必要时"表示有症状时服药，比如在用止痛药就表示痛的时候服用，解热镇痛药就表示发烧头痛时服用。

(3)常用药物的给药时间

清晨空腹服药：驱虫药、肾上腺皮质激素类药物（强的松、倍他米松）、长效降压药（依那普利、北京降压0号）、抗抑郁药（氟西汀）等。

饭前服用：止泻药（鞣酸蛋白、药用炭）、胃黏膜保护剂（氢氧化铝、复方铝酸铋)、苦味药(龙胆、大黄)、促进胃动力药(胃复安、吗丁啉)、降血糖药(格列喹酮、格列本脲)、滋补药(人参、鹿茸)、抗生素(头孢拉定、阿奇霉素)等。“饭前服用”是指此药需要空腹在餐前1小时服用。如果你在饭前刚吃进一堆零食,那此时的“饭前”可不等于空腹。

吃饭时服用:助消化药(乳酶生、多酶片)、降糖药(二甲双胍、格列苯脲)、维生素E、维生素AD、抗真菌药(灰黄霉素)等。

饭后服用:大多数药物都是在饭后服用,如维生素B_2、刺激性药品(阿司匹林、水杨酸钠、黄连素)等。“饭后服用”是指餐后半小时服药,利用食物减少药物对胃肠的刺激或促进胃肠对药物的吸收。

睡前服用:催眠药(安定、苯巴比妥)、平喘药(沙丁胺醇、氨茶碱)、降血脂药(洛伐他汀、辛伐他汀)、抗过敏药(苯海拉明、氯苯那敏)等。

三、中药及中成药应用常识

中药是祖国医药遗产的重要组成部分。中药防病治病的基本作用:祛邪去因,扶正固本,协调脏腑经络机能,从而纠正阴阳偏盛偏衰,使机体恢复到阴平阳秘的正常状态。

中药包括中药煎剂和中成药。中药煎剂是中药饮片经过加水煎煮而成中药汤剂,优点即组方灵活适应面广,缺点则为每次使用都需煎煮加工,费时费力,应用不便,且服用时有异味等的不良刺激。中成药是以中药为原料,经加工制成各种不同剂型的中药制品,包括用中药传统制作方法制作的各种蜜丸、水丸、冲剂、糖浆、膏药等中成药;用现代制药方法制作的中药片剂、针剂、胶囊、口服液等;专作治病的药酒。省去了煎煮的过程,使人服用中药更为方便，并以疗效显著、应用广泛、副作用小而著称，成为人们的首选。

1. 认识中药及中成药的主治病证

每种中成药都有特有的功效和一定的适用范围，主治相应的病症，中成药的临床选用，必须遵从中医辨证施治原则。如二陈丸、二冬膏、清气化痰丸、三子养亲丸都是治咳嗽有痰的中成药，由于功效不同，主治各异，二陈丸以燥湿化痰为功，主治痰白成块，湿痰咳嗽；二冬膏养阴润肺，主治干咳痰粘，燥痰咳嗽；清气化痰丸清热化痰，主治痰黄黏稠，热痰咳嗽；三子养亲丸温肺化痰，主治吐痰清稀，寒痰停饮咳嗽，各有专攻，不能混淆。因此，不仅临床医生要坚持严守病机，审因论治，辨证用药，一般慢性病患者自行购用非处方中成药时，也必须搞清药物功效、主治病症、禁忌病症，必要时必须取得医生或药师的指导。

2. 正确阅读中成药的说明书

中成药的说明书中“功能与主治”，告之这个药适合什么病“症”都一目了然。需要了解说明书上“不良反应”和“注意事项”，还要注意药品说明书中的特殊禁忌，如含麻黄的中成药，青光眼者禁用，高血压、冠心病、前列腺肥大患者慎用。

很多中成药的药名十分相像，可它们的功效却不相同，比如银翘解毒丸与羚翘解毒丸、活络丹和小活络丹、人参归脾丸和人参健脾丸等等，不要光看名字大概其差不多，以免错买了不确切的药。

中药不等于无副作用。有人认为服中药或者中成药可有病治病，无病防病。然而经验告诉我们：“是药三分毒”，乱服、滥服中药也会有害身体。

3. 如何正确合用中西药

中成药与西药联合使用，这种现象在临床上是普遍的。如果把中医的辨证和西医的辨病相合，取长补短，充分发挥各自的优势，也可以减少药物引起的不良反应。但是中西药如配伍不当就会降低原有的药效，形成难于溶解的物质，影响两种药物的疗效，也可能发生化学反应甚至产生毒副作用。如中药石膏、珍珠母，矿石中含有金属离子，若与青霉素、卡那霉素等抗生素合用，会形成不溶性化合物，不容易被吸收；骨刺消痛液等含乙醇的中成药药酒、若与西药阿司匹林同服会加大对消化道的刺激，严重时可导致消化道出血；中药冠心苏和丸不能与亚硝酸异戊酯同用，因为两者能生成含汞离子的有毒沉淀物使人中毒；含中药贝母的中成药不能与氨茶碱同用，以免造成中毒。

综上所述，中成药切莫盲目与西药配伍应用，只有在明确中、西药药性的前提下合理配伍应用，才能使其更好地发挥药效并避免毒副作用。为保证用药的安全合理，一般不要擅自购药，应在医生指导下用药。

4. 家庭中如何贮存中成药

现在一般家庭中都存有少量常用中成药，一般应贮放在干燥、避光和温度较低的地方，切不要在厨房炉灶或靠近水池及阳光能直接照射到的地方存放，以免温度过高、湿度过大，加速药品变质。盛装容器以玻璃瓶为好，使用开启后应立即塞紧盖严。不要用纸袋或一般纸盒贮放保存，否则易于虫蛀霉变。没有标明生产日期与有效期的中成药，乃属伪劣药品，不能服用。

中成药一旦出现潮解、结块、虫蛀或散发霉味等现象，则应弃之勿用。中草药糖浆剂含蔗糖较低，在浓度较稀的溶液中微生物极易生长，霉菌繁殖很快，开始时往往发酵，表面和瓶壁生白膜，继之使糖浆酸败变质、失效，均不能服用。

四、抗生素的使用

抗生素也称抗菌素，是一类对细菌有抑制和杀灭作用，用于防治细菌性感染疾病的药物。每种抗菌素都有一定的抗菌范围，称为抗菌谱。有的抗菌药抗菌谱窄，仅对某类或某几类细菌有效，而有的抗菌范围广，称为广谱抗菌药。

1. 常用的抗菌药物有哪些

青霉素类：如青霉素、氨苄西林、阿莫西林等，主要用于泌尿、呼吸、胆道等感染。值得注意的是，青霉素最常见的不良反应为过敏反应，严重的可引起过敏性休克而死亡。因此，注射青霉素前必须先进行皮肤过敏试验，阳性者禁用。皮试阴性者在使用过程中也要密切关注是否有过敏反应发生。

头孢菌素类：目前有四代，第一代药物有头孢拉定（先锋 6 号）、头孢唑林等，多用于呼吸道或尿路感染；第二代有头孢呋辛、头孢克洛等，用于革兰氏阴性杆菌所致的肺炎、尿路、胆道和其他组织器官感染；第三代有头孢哌酮、头孢曲松等，用于治疗肺炎、脑膜炎及尿路感染等。第四代有头孢吡肟，抗菌谱广。注射头孢类抗生素也需要先做皮试。

大环内酯类及其他：如红霉素、罗红霉素、阿奇霉素等，用于呼吸道、皮肤及软组织感染；克林霉素，用于肺炎、厌氧菌感染。

氨基糖苷类：如庆大霉素、链霉素、妥布霉素等。其耳毒性及肾毒性较大，使用不当严重者可造成耳聋。

磺胺类：磺胺嘧啶，治疗流行性脑膜炎首选用药；复方新诺明(复方 SMZ)为磺胺甲基异噁唑与甲氧苄啶制成的复方制剂，用于治疗尿路感染和细菌性痢疾等。少数应用磺胺类药物可出现皮疹等过敏反应。

喹诺酮类:诺氟沙星(氟哌酸)、左氧氟沙星、环丙沙星等，主要用于胃肠道、呼吸道、泌尿道、盆腔、皮肤及软组织、耳鼻喉感染。因此类药物可影响发育，故 18 岁以下的小儿及青少年禁用。

2. 抗生素使用的误区

(1)以“价”取货

有些人以为抗生素档次越高，价格越贵就越好，进口药好于国产药。其实药品并非“便宜没好货，好货不便宜”，用之得当，便宜的药品也能达到药到病除的疗效。如咽喉炎或扁桃体炎多为革兰氏阳性菌链球菌感染，只需用一般价低的抗生素青霉素就很有效，使用较贵的抗生素如头孢呋辛反而不一定效果好，因后者主要用于革兰氏阴性杆菌。因此，适合的才是最好的，一味追求贵药不仅对治病无益，只会增加医疗费用。

(2)随意滥用

目前滥用抗生素的现象比较普遍。不少人在看感冒时总要叮嘱医生开点抗生素，其实这是很不妥的。感冒或上呼吸道感染等多属病毒感染，抗生素不能抗病毒，随意乱用不但没效，还会增加其副作用。只有明确是细菌性感染才可用抗生素，病毒性感染应使用病毒唑等抗病毒药物治疗。

(3)无规律服药

许多人服药便随心所欲，不按医嘱服药。一旦病情好转，就随意减量或停药，造成病情反复。不同于对症的解热镇痛或止咳药，症状缓解即可停药，抗生素需要使用一定时间或疗程才有效。

(4)“多多益善”

有些人为了使疾病早日痊愈而把几种抗生素一起服用。殊不知每种抗生素都有各自的抗菌谱，有些抗生素合用可起到协同作用而疗效增加，有的则降低疗效，用药不当，不但达不到理想的疗效，还会增加药物的毒副作用。因而，使用抗生素应有的放矢，需要根据病情确定。

3. 如何合理使用抗生素

(1)严格掌握适应证，凡可用可不用者尽量不用。能用窄谱抗生素就不用广谱的，能用低级的就不用高级的。用口服制剂能解决的就不要使用针剂，肌肉注射能解决的就不要静脉滴注。一种抗生素能奏效时，就不要同时用两种抗生素，以减少细菌产生耐药性的机会；一种抗生素连用三天无效时，应更换另一种敏感的抗生素或采取联合用药；有条件者最好到医院做细菌培养和药敏试验，用药效果更好。

(2)服用抗生素要严格按照医嘱，按规定间隔定时定量服药。如每日 4 次，即每 6 小时服 1 次；每日 3 次，即每 8 小时服 1 次，而不是指在早、中、晚服用。其实抗生素药效有赖于其有效的血药浓度，达不到有效的血药浓度，不但不能彻底杀灭细菌，反而会使细菌产生耐药性。

(3)最好不要为预防而使用抗生素，特别是广谱抗生素。有些特定情况如手术才需用抗生素预防感染。用抗生素预防感染，等于给细菌打预防针，诱导细菌产生耐药性，致使以后使用抗生素疗效降低，无形中给以后的治疗增加了难度。一般有感染时才用药，切勿想当然随意反复服用。

(4)病毒性感染一般不使用抗生素。如果发热原因不明，且无可疑细菌感染征象者，不宜使用抗生素。目前，治疗感冒时，有经验的医生不主张用药，而要求患者多休息、保暖、多喝水。如发热体温较高，可用少量退热药物。当然，对于确诊的细菌性感染，抗生素治疗仍是必不可少的。这需要医生的临床及实验室诊断、分析，不可擅自服用抗生素。

(5)新生儿、老年人和肝肾功能不全的人应避免或慎用主要经肝脏代谢和肾脏排泄的毒性较大的抗生素，如氨基糖苷类抗生素、四环素、万古霉素等。

(6)应避免长期用药。长期使用抗生素，容易引起人体正常菌群死亡。我们目前所用抗生素大多数为广谱型，在杀灭致病菌的同时，也可将体内对药物敏感的非致病菌杀死，引起菌群失调症，发生继发感染。

五、婴幼儿用药

婴幼儿是指从 28 天～3 周岁的小儿。这个时期的小儿虽已较新生儿显著成熟，但用药并不是单纯地将成人剂量减少，要谨慎用药，确保安全有效。

1. 婴幼儿用药特点

(1)口服给药

口服以糖浆剂为宜；绝不能给睡熟、哭吵或挣扎的婴儿喂油类药，以免引起油脂吸入性肺炎；混悬剂在使用前应充分摇匀。

(2)注射给药

一般来说，能吃奶的婴幼儿应尽量采用口服给药。但由于婴幼儿吞咽能力差，且大多数不肯配合家长自愿服药，在必要时采用注射方法，但肌肉注射可因局部血液循环不足而影响药物吸收，故有时采用静脉注射和静脉点滴。

(3)慎用影响神经系统药物

婴幼儿期神经系统发育未成熟，患病后常有烦躁不安、高热、惊厥等症状，可适当加用镇静剂。但是，吗啡、杜冷丁等麻醉药品易引起婴幼儿呼吸抑制，不能使用。氨茶碱有兴奋神经系统的作用，也应慎用。

2. 婴幼儿用药中常见的一些问题

(1)抗菌药物使用不合理

目前，抗菌药物的滥用现象较为突出。如对非感染性疾病、单纯性腹泻及一般感冒患儿不探究竟，先用抗生素，有的甚至给予庆大霉素，殊不知导致肾毒性等严重后果，有些抗生素还影响儿童发育。而且很多婴幼儿腹泻为病毒感染，使用抗生素既无效果，也不能减轻症状，相反导致了细菌耐药性和二重感染。

(2)解热镇痛药滥用的危害多

安乃近、去痛片等可引起小儿再生障碍性贫血和紫癜；阿司匹林易在胃内形成黏膜溃烂；感冒通可引起儿童血尿。对乙酰氨基酚是目前应用最广的解热镇痛药，疗效好，副作用小，但应注意剂量不宜过大，婴幼儿仍应慎用。

(3)把微量元素及维生素当作安全的营养药

不少家长把微量元素及维生素视为“营养药”，长期大量服药则会引起毒副反应。例如有的家长把鱼肝油或维生素 D 作为“补药”长期给儿童服用，致使体内维生素 A、D 浓度过高，会出现周身不适、胃肠反应、头痛、骨及关节压痛、高钙血症等慢性中毒症状。

总之，婴幼儿处于生长发育的重要阶段，许多脏器（如心、肝、肾）、神经系统功能发育不完全，对许多药物极为敏感，故一定要小心谨慎。

六、妊娠期和哺乳期妇女用药

1. 妊娠期用药

(1)药物对孕妇的影响

妊娠期应避免采用对孕妇有明显不良反应的药物。为了防止诱发畸胎，在妊娠头3个月孕妇应尽量避免服用药物，尤其是已确定或怀疑有致畸作用的药物。在妊娠期绝不滥用抗菌药，要谨慎使用可引起子宫收缩的药物。必须应用时，要咨询医生，认真权衡利弊。

为了保证胎儿生长的需要和维持母体良好的营养状况，在孕妇营养不足的情况下，可适当补充铁、钙、叶酸、维生素 B_1 和 B_6。世界卫生组织提出在钩虫病和血吸虫病高发区和贫血孕妇应常规补铁。然而如孕妇患有结核、贫血、糖尿病、心血管等疾病时，合理的治疗不但对胎儿无害，还能防止胎儿受母体疾病的影响。

(2)不同孕期的用药特点

根据胚胎的形成，胎儿发育可分为三个时期。

①细胞增殖早期：大约为受精后至18天左右，此期间几乎见不到药物的致畸作用。如果在这期间用药而对胚胎有影响，就是直接导致胚胎死亡而自然流产，否则，不会对胚胎造成致畸影响。

②器官发生期：为受精后3周至3个月，此阶段为药物致畸的敏感期。由于胎儿的器官等相继发育，此期如胚胎接触毒物，最易发生先天畸形。此期应避免使用的药物（肯定产生损害）有沙利度胺、性激素类药、口服避孕药、秋水仙碱、环磷酰胺等；仅在必需时使用的药物（有潜在损害）有苯丙胺类、抗癌药物、口服抗凝药、巴比妥类、可的松类、卡那霉素、甲硝唑、链霉素等；尽可能避免或减少使用的药物（可能产生损害）有阿司匹林、庆大霉素、口服降糖药等。

③胎儿形成期：指妊娠3个月至足月，为胎儿发育的最后阶段，器官形成大体完成，除中枢神经系统或生殖系统可因有害药物致畸外，其他器官一般不致畸。但根据致畸因素的作用强度及持续时间也可影响胎儿的生理功能和发育成长。此期完全避免使用的药物有促蛋白合成药物、口服抗凝药、阿斯匹林、氯霉素、性激素类、磺胺类等；遵医嘱使用的药物有强镇痛药、麻醉药品、抗甲状腺药、弱安定类、噻嗪类利尿药、维生素C（大剂量）、苯妥英钠等。

2. 哺乳期用药

(1)哺乳期妇女用药的注意事项

①选药慎重，权衡利弊。乳母用药后有的药物可进入乳汁，会给婴儿造成危害。可用可不用的药物尽量不用；必须用时要谨慎，疗程不要过长，剂量不要过大，用药过程中要观察婴儿的不良反应。

②适时哺乳，防止蓄积。避免使用长效药物及多种药物联合应用，应尽量选用短效药物，这样可减少药物在婴儿体内的蓄积。

③非用不可，选好代替。如果乳母必须用药，则应选择对乳母和婴儿危害影响小的药物替代。

④代替不行，人工哺育。如乳母必须使用某种药物进行治疗，而此种药物对婴儿有危害时，可考虑暂时采用人工喂养。

(2)乳母禁用或慎用的药物

①禁用的药物：红霉素、卡那霉素、四环素类、磺胺类、安定类、他巴唑、碘及碘化合物等。

②忌用或慎用的药物：克林霉素、异烟肼、三环类抗抑郁药、泻药(番泻叶)、激素类等。

下 篇

中老年卫生保健

第一章　中老年人的身心变化

不知不觉中，我们感觉身体开始变老，功能渐渐在衰退，干活有些力不从心。人到中年，眼睛出现老花，更年期不明的烦恼、潮热等令人困惑……正确认识中老年出现的这些变化，对于做好中老年保健是十分必要的。为了帮助农民朋友全面了解中老年期的身心变化，下面我们将介绍中老年人的年龄划分、中老年的生理和心理特征、中老年的现代健康标准等。

一、中老年人的年龄划分

老年人一般指该人的生物学老化已达总体的65%。所谓老化是随着生命发展，体内平衡逐渐被破坏的过程。人一般成年以后就开始老化，只是速度较慢，50岁以后加速。每个人衰老开始的年龄不同，但划分年龄的标准是按实际年龄划分的。

我国中年人的年龄划分标准为45～59岁，《老年人权益保障法》规定老年人的年龄起点标准是60岁。国际上发达国家老年人的年龄起点标准为65岁，发展中国家为60岁。

世界卫生组织于2000年提出了新的年龄划分标准：

45～59岁　中年人

60～74岁　年轻老年人

75～89岁　老年人

90岁以上　长寿老年人

二、中老年人的生理变化

人在生理年龄40岁以后，身体和机能逐渐出现衰老现象。

随着增龄，中老年人体结构及生理功能发生一系列改变。人如果不受外界不良因素影响，可以自然生活下去的年限，称为自然寿命，据学者推算可以到100～150岁。人类正在努力恢复他的自然寿命。人的老化首先就是从生理方面开始的，这种生理特征的变化不仅体现在中老年人的外观形态上，还反映在人体内部的细胞、组织、器官以及身体各系统功能的变化上。了解这些变化，是做好中老年保健的基础。

1. 细胞的变化

这一变化是人体衰老的基础，主要表现为细胞数的逐步减少。人体细胞大约有60兆个，一般地说，每1秒就会死亡50万个，同时再生50万个。如此反复2年，人体的细胞差不多更换一新。随着年龄的增长，再生细胞数愈来愈少，死亡数也愈来愈多。日本学者长期研究认为，细胞数目的下降是导致衰老的主要原因。据研究测定，男性在40岁以后、女性在20岁以后细胞数就开始缓慢减少，70岁以后更是急剧下降；除此以外，还会出现细胞分裂、细胞生长及组织恢复能力降低、细胞萎缩等现象。

2. 器官功能的改变

(1) 循环系统的生理变化

随着增龄，心脏的大小及重量略有增加，心包膜下脂肪量增多。由于冠状动脉的硬化使心肌供血明显减少，心肌长久的负荷使心肌肥厚，表现为心肌重量的增加，尤其表现在左室。由于纤维化及钙化，心瓣膜也进一步老化，瓣膜增厚变硬，甚至引起瓣叶粘连，瓣膜畸形及瓣环扩大，严重影响瓣膜的功能。中老年人的动脉壁随增龄而变得僵硬。冠状动脉的硬化，是循环系统老化的主要原因，主要表现在硬化、狭窄，尤其是左前降支多发，此时，即可认为是冠心病发生了。心脏特殊的传导纤维，窦房结、房室束、房室结、希氏束，可以由于冠脉的硬化、狭窄使传导组织供血减少，也可因部分组织的炎症、纤维化，或脂肪组织浸润、钙化而导致功能减退。全身血管的老化有2种原因，第一是随着增龄血管有退行性变，同时也有病理性粥样硬化，导致心脏功能的减退，心肌顺应性减低，心脏舒张功能减退。第二是由于全身血管，尤其是动脉血管的老化，使各器官供血减少，功能下降。

（2）呼吸系统的生理变化

中老年人咽喉淋巴系统退行性改变并萎缩，呼吸道黏膜上皮及腺体的退行性改变，纤毛运动减弱，弹性减退，通气量下降。在中老年人呼吸功能的变化中，属于呼吸功能的贮备部分变化出现得最早，而且受损最为明显。同时有细支气管功能普遍损伤，动脉血氧随增龄而下降，所以血气表现为血氧饱和度下降。由于中老年人免疫功能低下，在一定的条件下则易发生肺炎等。

（3）消化系统的生理变化

随着增龄，中老年人消化功能减退，表现在咀嚼不全、消化液及胃酸分泌减少，胃肠运动功能减弱，胃排空延缓，肠蠕动减慢，分泌功能减退，所以中老年人消化、吸收功能低下。中老年人易发生胃肠扩张、内脏下垂和憩室形成，出现腹胀、腹泻、便秘等症状。中老年肝细胞各种酶活性随增龄逐渐降低，白蛋白合成能力下降，解毒功能差，胆汁排泄、分泌功能也减弱，药物代谢能力衰减。

（4）内分泌系统的生理变化

随着年龄的增长，各组织器官在结构和功能上会相继出现一些衰退的征象，而内分泌也会发生结构、功能的改变，出现激素在合成、转运、代谢、活性以及组织对激素的敏感性等方面的变化。随着增龄垂体萎缩，下丘脑神经递质减弱，多巴胺和去甲肾上腺素等生物胺减少，直接导致垂体前叶分泌功能减退。中老年人垂体肾上腺皮质的功能变化不大，昼夜皮质分泌节律完整。在胃肠道的不同部位有各种内分泌组织，释放不同的激素，这些激素多数随增龄分泌减少，所以，中老年人胃肠功能减退也是必然的。心血管系统分泌很多种调节肽，这些激素的分泌紊乱也严重影响心血管及其他器官功能。

(5)泌尿系统生理变化

中老年人随增龄出现肾血管硬化，肾小球数目减少，肾血流量和肾小球滤过率下降，内生肌酐清除率逐年下降，肾功能随增龄下降，血中肾素一血管紧张素一醛固酮水平较低，肾脏稀释和浓缩尿液以及维持体内离子恒定的功能减退，膀胱排尿功能紊乱，导致排尿无力，出现残余尿或尿失禁等。

(6)生殖系统的生理变化

女性生殖系统的变化不一定到老年，更年期的女性生殖器官已经产生明显的退化，生殖器官逐渐萎缩。中老年妇女产生一系列以卵巢功能衰竭为主的激素分泌的变化，造成一系列生理性退化过程，如性器官和附性器官萎缩，性激素分泌失衡，骨质疏松，脂肪代谢改变等，且随增龄而加重。男性生殖系统的突出变化是睾丸组织的萎缩，血清总睾酮和游离睾酮水平的下降，睾酮最大分泌率降低，出现内分泌紊乱，主要表现在前列腺增生、性功能减退、消瘦、疲乏、情绪变化、乳腺发育等。

(7)血液系统的生理变化

中老年人骨髓脂肪组织逐渐增多，红骨髓逐渐减少，骨髓中有核细胞数量降低，所以贫血较多见。中老年人与年轻人的差别是自身的造血功能、免疫功能和脏器功能减退。T 淋巴细胞数减少，白细胞总数偏低，免疫球蛋白水平降低，免疫调节功能异常。中老年人纤维蛋白原含量增多和球蛋白含量的变化，血脂增高等可使血沉增快。老年人血液黏稠度增高，凝血因子（如第8因子）增多，血小板聚集和黏附活性增高，纤溶系统相对活跃，因此中老年人常处于高凝状态，易发生血栓。

(8)神经系统的生理变化

中老年人随增龄出现脑重量减少、脑膜增厚、脑回缩小及脑室扩大。运动变化多表现在精细动作缓慢、步态不稳、运动速度减慢，同时容易跌倒。老年人认知功能的改变主要表现在记忆和学习功能的减退，特别是记忆的减退。

(9)感觉器官的生理变化

眼：中老年人由于眼肌协调功能的衰退，出现老视；眼内晶体混浊的同时也可能硬化，进而出现白内障。耳：鼓膜增厚，由于内耳动脉硬化，供血减少，导致听力逐步下降，老年人更为明显。口鼻：由于鼻黏膜萎缩，嗅觉不灵敏，随增龄减退，甚至消失。

(10) 运动系统的生理变化

中老年人肌肉运动明显减少，肌肉弹性降低，并有不同程度的废用性萎缩，肌肉供血减少，也导致肌无力。中老年人骨质代谢进入退行性改变时期，出现骨质疏松。随增龄蛋白多糖含量下降，同时长时期生存环境的刺激（包括机械和外伤等）易出现退行性骨关节炎。

(11) 皮肤系统的生理变化

中老年人随增龄会发生一系列变化，影响了皮肤的保护性生理功能，包括感觉、分泌排泄、吸收、呼吸和体温调节，进一步造成皮肤代谢的障碍。表现为头发变白，皮肤干燥脱水、松弛变薄、皱纹增多、弹性减退，指甲钙含量减少，可出现特殊的皮肤外貌,并发生较常见的老年性皮肤瘙痒症、皮肤萎缩等。

3. 中老年人的血压与心率

多数人的收缩压和舒张压随年龄增长而升高,直到60岁。以后,舒张压趋于下降,但收缩压继续升高,导致脉压增大,这可能是由于动脉逐渐失去弹性和主动脉扩张所引起。中老年人和年轻人一样,血压水平与体重和心率呈正相关,肾素和醛固酮水平随年龄的增长而降低。高血压直到老年仍是心血管病的危险因素,且对老年人影响更大。在各年龄段中,收缩压比舒张压更易波动。老年人高血压的判断标准与中年人采取同样的标准。

正常人的心脏跳动是由一个称为"窦房结"的高级司令部指挥。窦房结发出信号刺激心脏跳动,这种来自窦房结信号引起的心脏跳动,就称为正常的"窦性心律",频率为每分钟60～100次。每分钟心跳的次数,即心率就是由此而来。随着老化的出现,正常控制心率的窦房结发生退行性变化,窦房结中胶原纤维逐渐增多,起搏细胞的数目减少。这种减少在中年较缓慢,过了60岁迅速变快,75岁以后,窦房结中所含起搏细胞的数目不到正常数的10%,使之在安静时的心率减慢。自律神经系统对心血管功能的影响很大,可能造成中老年人心脏功能的某些变化,如交感神经反应性降低,使中老年人的心脏在运动时的反应发生了变化,相对于青年人,中老年人在运动时的心率上升较慢。这可能还与中老年人心血管系统功能下降,动员心脏泵血能力减弱有关。

需要指出的是,上述这些变化的个体差异很大,它与一个人的健康状况、生活方式、营养条件、精神状态和意外事件等因素都有密切关系。例如,所谓"一夜白头",就是指人在遭受重大精神创伤后，可以在短期内头发急剧变白，皮肤皱纹增多，顿时显出老态。当然，毛发的变白和脱落程度往往也和家族遗传有关。此外，长期患有慢性病的人也可能发生未老先衰的现象，这些和年龄不相应的老化现象是一种病理现象，不是自然的生理现象。

三、中老年人的心理变化

近年来，中老年人心理问题逐渐增多，心理及精神障碍的患病率呈明显上升趋势，心理问题现已成为严重影响中老年人健康和生活质量的主要因素之一。了解中老年人的心理变化，是保障中老年人心理健康的基础。

1. 中年人的心理特征

人到中年，身体强壮，精力充沛，经验丰富，是家庭的顶梁柱。但中年人工作负担繁重，人际关系复杂。此外，上要赡养父母，下要培养教育子女，集诸多事务于一身。随着年龄增长，体质由盛转衰，生理机能日益下降，精力逐渐减退，许多疾病随之发生。研究表明，年龄对身心疾病的发生、发展和转归有重要影响，医学界称中年为“危险期”年龄阶段，疾病发病率较高，每天面临着许多需要解决的问题，心理压力极大。其主要的心理特点如下。

(1) 心理发展日趋成熟

中年人能独立地进行观察和思考，安排好自己的生活。情绪趋于稳定，能根据自己所处的客观条件来调节自己的情绪。在与人交往方面逐渐成熟，能把握和适应环境，并按正确的批评意见和社会规范来调整自己的行为。自我意识明确，能根据自己的能力，来决定自己的言行。有坚韧的意志力，一经确定目标，可坚定不移地创造条件为达到目标而努力。一般说来，人到30岁已成家，生儿育女，生活方式初步定型，思想也安定下来，不再像青年时期那样充满憧憬，而是满怀信心、脚踏实地地创立事业，故称而立之年。人到40岁，知识增多，见识日广，认识问题有了相当的广度、深度，不再为表面所迷惑，遇事冷静，即使面对复杂事情也不致摇摆不定，故也称不惑之年。至50岁，经验更丰富，学识愈深广，上知天文，下通地理，处事更加稳重妥善，故又称知天命之年。中年时期，就这样经历三十而立，四十而不惑，五十而知天命的过程，其心理日趋成熟。

（2）性格特征基本定型

由于长期社会生活的磨炼，中年人处于性格成熟而又稳定的阶段，在思想、情感、行为等方面以及处理各种问题时，都有自己的性格特征。性格特征基本定型是中年人心理成熟的一大表现。

（3）身心负担沉重

人到中年集诸多矛盾于一身，诸事劳形，万事累心，身心负担极重，难于摄养，以致未老先衰，肩头的社会责任，让中年人不胜压力。人到中年，常有家庭不幸，人事纷争，如家庭中的生老病死、婚嫁丧娶令人忧恐苦怒，人际间结怨之积虑郁怒等，往往都会引起中年人的心理波澜。人到中年，经历已多，处境不同，常有挫折、起伏，如始乐后苦、故贵脱势、前贵后贱、前富后贫等，都会妨碍身心健康，重者可致精神内伤，身心败亡。

（4）面临着社会义务与角色的转换

中年人情绪与社会生活的变化包括：身体功能的减退，健康与疾病方面的困扰；家庭子女的问题；个人兴趣的改变；准备扮演祖父母的角色。社会地位的转变、角色的转换，要比因年龄增长、躯体变化而要求做出的适应与调整更困难。由于在家庭和社会两方面都承担着较大责任，心理冲突和心理困扰的发生也较多、较重。面对家庭、现实生活中的层层矛盾，中年人若不能正确处理，便会导致焦虑、失望、忧郁、压抑，使心身疾病增多，引起诸多心理问题。

2. 老年人的心理特征

人到了老年之后，特别是农民朋友因年老不能再干农活之后，家庭生活和社会生活发生了很大变动，心理活动受到社会、家庭以及经济等方面变化的影响，发生了明显的改变，与青壮年阶段相比有着很大的差别。步入老年期，人在身体、心理方面，会遇到各式各样的问题，这些问题与其在社会生活中、家庭中所担任的角色、发挥的作用有密切的关系，这些问题就是心理改变的基础。有人将老年期看成是“丧失的时期”，认为老年期有4个丧失，即身心健康的丧失、经济上的丧失、与社会联系的丧失、生存目的的丧失。这种观点有它的偏颇之处，但却说明了老年期的特征。

老年人心理变化的主要特点为：① 自我意识较强。主要表现为以自我为中心，关注自身健康，要求被重视、受尊敬；思维方式固执、刻板、不灵活，思想僵化，偏爱旧的风俗习惯和文化娱乐，厌烦新事物，社会适应性减退；② 性格内向。主要表现为不愿意与外界联系，待在家里，与世隔绝，与别人的交流少了，变得内向、少语，不愿参加社会活动；③ 猜疑与嫉妒心理。人进入老年期后，对周围人的不信任感增强，常计较别人的言谈举止，严重者甚至认为别人居心叵测。有的老年人对青年人的升职、工资高等产生嫉妒心理；④ 生活能力退化。主要表现为自己能做的事也不愿意去做，过度依赖别人的照顾，时常以种种不适引起别人关注，希望得到他人的重视，甚至行为表现幼稚，导致生活能力退化；⑤ 情绪焦虑、抑郁及不稳定。老年人常常有许多慢性疾病，病情波动，亲友的亡故、子女下岗、婚姻不幸等使老年人精神情感变化日益明显，表现为紧张不安的焦虑情绪。有的老年人情绪不稳定，克制情绪的能力差，爱生气、发脾气；⑥ 爱发牢骚、爱管闲事。对一些新事物，常常看不顺眼，或对社会上的一些不满意的事情感到不痛快，就爱发牢骚、爱管闲事；⑦ 适应能力减退，依赖性增强。无论是社会上，还是家庭中发生一些重大变动时，老年人的适应能力明显下降，部分老年人的自信心较差，依赖性增强；⑧ 疑病。老年人中约有半数的人会出现疑病症状。这是由于老年人的心理特点已从对外界事物的关心转向对自己躯体的关心所致，加上这些关心可能因某些主观感觉而加强，或因顽固、执拗的个性，更易出现疑病症状。有的老年人有时会过分注意报刊书籍上的一些医学常识来对照自己的不适感，常为此心神不宁、惶惶不安。

四、中老年人的现代健康标准

许多农民朋友认为，身体没病就是健康。20 世纪 80 年代，世界卫生组织进一步阐明了科学健康观的概念，明确地指出健康的定义："不仅机体没有病痛，而且在生理上、心理上及社会适应能力上均处于一种完美的状态。"由此可以看出，过去人们习惯认为"身体没病就是健康"的观念，显然是不全面、不确切的陈旧的健康观。

对于是否健康一定要全面分析与正确判断，如肥胖可引起许多疾病，例如心血管疾病、高脂血症、糖尿病等。人们常说有钱难买"老来瘦"，但是否"老来瘦"就一定好呢，答案是明确的：

不一定。当老年人在饮食、起居、工作很有规律的情况下，出现持续性体重下降，不可掉以轻心，可能是患了某些疾病如癌症、糖尿病等。又如糖尿病人可能食欲好、吃得快、饭量也大，但并不健康。所以，关于健康的标准需要根据个体情况综合考虑。

1. 世界卫生组织的中年人健康标准

1999 年，世界卫生组织提出了中年人全面的健康标准，它包括了躯体健康、心理健康及相应的社会适应能力的健康标准。

(1)躯体健康

躯体健康可以用五“快”来概括：① 吃得快。进食时有良好的胃口，不挑剔食物，能快速吃完一餐饭，反映内脏功能正常；② 走得快。行走自如，活动灵敏。说明精力充沛，身体状态良好；③ 说得快。语言表达正确，说话流利。表明思维敏捷，心脑肺功能正常；④ 睡得快。上床后能很快入睡，而且睡得好，醒后精神饱满，头脑清醒。说明中枢神经系统兴奋、抑制功能协调；⑤ 便得快。一旦有便意，能很快排泄完大小便，且感觉轻松。说明胃肠消化和泌尿系统功能良好。

(2) 心理健康

心理健康主要包括 3 个方面：①良好的个性。情绪稳定，性格温和，意志坚强，感情丰富，胸怀坦荡，豁达乐观；②良好的处世能力。观察问题客观现实，具有良好的自控能力，能适应复杂的环境变化；③良好的人际关系。助人为乐，与人为善，有好的人缘，亲和力较强，保持心情愉悦。

(3) 社会适应健康

指一个人的心理活动、各种行为要能适应当时社会的变化，为他人所理解，为大家所接受，其行为应与其社会身份相符。良好的社会适应能力，是健康的重要标志之一。

2. 健康老年人的评价标准

（1）世界卫生组织制定的老年人的健康标准

世界卫生组织制定的健康10条标准：①有充沛的精力，能从容不迫地应付日常生活和工作，而不感到过分紧张；②处事乐观，态度积极，敢于承担责任，事无巨细不挑剔；③善于休息，睡眠良好；④应变能力强，能适应外界环境的各种变化；⑤能够抵抗一般性感冒和传染病；⑥体重适当，身体匀称，站立时头、肩、臀位置协调；⑦眼睛明亮，反应敏锐，眼睑不发炎；⑧牙齿清洁，无空洞，无痛感，齿龈颜色正常，无出血现象；⑨头发有光泽，无头屑；⑩肌肉、皮肤有弹性。

世界卫生组织指出，对健康老人的评价应包括以下5个基本内容：① 日常生活能力。即独立生活能力，如洗澡、穿衣、进食，以及操持家务如打电话、购物、做饭等方面的能力；② 精神健康。主要指老年人没有精神障碍和精神疾患。通常老年人的认知功能会出现不同程度衰退，焦虑、抑郁、固执、疑心、偏执等一系列心理问题会随之而来。健康的心理是长寿的主要条件；③ 躯体健康。可以从老人的自我评价、慢性病患病情况、活动是否受限等几个方面反映出来。④社会适应健康。指个人人际关系的数量与质量以及社会参与的程度，如家庭居住情况，婚姻状况，与亲朋邻里的关系，与单位、社区组织的关系是否良好等。⑤经济状况。通过对老人收入能否满足个人需要，或者能否得到他人的支持来衡量，包括子女赡养是否到位等。

（2）我国老年人的健康标准

中华医学会根据我国的国情提出的有关健康标准如下：①

躯干无明显畸形、无明显驼背等不良体形，骨关节活动基本正常；② 无偏瘫、老年性痴呆及其他神经系统疾病，神经系统检查基本正常；③ 心脏基本正常，无高血压、冠心病及其他器质性心脏病；④ 无慢性肺部疾病，无明显肺功能不全；⑤ 无肝肾疾病、内分泌代谢疾病、恶性肿瘤，及影响生活功能的严重器质性疾病；⑥ 有一定的视听功能；⑦ 无精神障碍，性格健全，精神稳定；⑧ 能恰当地对待家庭和社会人际关系；⑨ 能适应环境，具有一定的交往能力；⑩具有一定的学习、记忆能力。

第二章　中老年人怎样才能健康与长寿

现在已知，心脑血管疾病和癌症是影响我们身体健康的最主要的疾病。世界卫生组织指出，只要采取预防措施，能减少这2种疾病一半的死亡率。许多人不是死于疾病，而是死于无知、死于愚昧。我们要充分认识到现在许多疾病是生活方式病，如高脂血症、糖尿病、心脑血管疾病、癌症等。如果我们坚持文明健康的生活方式，就可以少生病。所谓文明健康的生活方式，世界卫生组织归纳为4句话、16个字：合理膳食，适量运动，戒烟限酒，心理平衡。如能做到，能使高血压减少55%，脑溢血、冠心病减少75%，糖尿病减少50%，肿瘤减少1/3，平均寿命延长10年以上，而且不花什么钱。因此，健康生活方式很简单，效果非常大。

一、哪些生活方式对健康有害

我今年刚满50岁。从17岁开始我就抽烟，抽了30多年，每天抽半包到1包。特别是跟别人在一起打牌时抽烟就更多了，看到别人抽自己就会不自觉地抽，互相还要敬烟，有时玩到深更半夜，感觉疲倦时，就不停抽烟强提精神。还经常和朋友喝酒，喝到一醉方休才算过瘾。家人不断劝我戒烟，我还说那么多人抽烟都没事，怕什么？自己也想过戒烟，但就是戒不掉，戒了几天又抽上了。去年春节后，开始咳嗽，咳了3个月吃了不少消炎药一直没好，后来痰中还带血，就到医院检查。透视胸部，发现肺部有阴影。我一听，脑袋懵了，后来医生给我做了穿刺活检，确诊为中晚期肺癌。得知这个噩耗，非常惊讶！6年来我都没有感冒过，身体比较好。医生说我得的是鳞癌，这种癌与抽烟关系最为密切。我才50岁呀，年纪还轻，我的家庭十分和睦，我多么想和家人在一起享受人生！现在却得了这个病，正走在死亡线上，心理非常恐惧和害怕！我的症状越来越重，半边脸也肿了，呼吸也困难，越来越不行了，我快死了。我现在好后悔呀，要是当初听家人的劝不抽烟或后来戒烟可能就不会有今天了，觉得生命多么珍贵呀。但是，一切都晚了！

吸烟、酗酒是引发各种疾病的罪魁祸首。现代医学研究发现，吸烟同时饮酒对人体的危害加剧，这是烟草和酒精协同作用的结果。酒精是烟草中致癌毒物很好的溶剂，烟草中的毒物可以很快溶解于酒精中，随酒精进入身体。由于酒精具有扩张血管和加速血液循环的作用，因此烟草毒物可以迅速随血液抵达人体各部位。由于进入人体内的很多烟草毒物需要靠肝脏来解毒，可是酒精却在直接破坏着肝脏的解毒功能，于是人体受烟草中有毒物质的危害就更大更深了。这种情况下极易使人患病，尤其容易导致中风、冠心病等致命性疾病的发生。因此，餐桌上的“烟酒不分家”是十分有害的。

1. 吸烟

根据最新的统计，全世界每年约有500万人因吸烟引发的各种疾病而丧生。也就是说，全世界每7秒就有1人因吸烟引发的疾病而死亡。如果世界各国政府不采取具体的预防措施，到2020年，世界上每年因吸烟引发的疾病而丧生的人数将从现在的500万上升到1000万。我国现有烟民3.5亿，占了全世界烟民总数的1/3，被动吸烟人数更是高达5.4亿，每年120万国人死于烟草引起的各种疾病。每年因吸烟间接导致的死亡人数甚至会超过因艾滋病死亡、婴儿出生死亡和因车祸死亡的总人数，烟草将成为世界上最大的隐形杀手。

(1) 吸烟的害处

有人说："饭后一支烟，赛过活神仙。"因此有些人经常陶醉于"吞云吐雾"之中。殊不知，就在他们悠然自得的时候，烟草中的各种毒物便向他们展开了残酷的进攻。据分析，烟草中大约含有1200种化合物，其中大部分对人体有害，特别是尼古丁，危害尤大。1支香烟里的尼古丁，可以毒死1只老鼠，20支香烟里的尼古丁能够毒死1头牛。一个人如果每天抽20～25支香烟，就将吸入50～70mg尼古丁，这些尼古丁足可以置人于死地。只是由于它们是逐步吸入的，再加上人体有一定的解毒功能，吸烟者才幸免于难。吸烟对呼吸道的刺激是显而易见的，烟草中含有许多致癌物质，可引起慢性支气管炎、阻塞性肺疾患、肺癌等。吸烟也是高血压、糖尿病、冠心病的致病因素，短时间大量吸烟还可能引起心绞痛、心肌梗塞等。

(2) 戒烟的益处

中老年吸烟者大都有较长烟龄，戒烟较难，但如能戒烟，戒烟的益处显而易见。据科学家多年的实验发现，吸烟者在戒烟后其体内会发生如下一系列有益的变化。

20分钟内：血压降到正常水平；脉搏降到正常速度；手、脚的温度升到正常体温。

8小时内：血液中一氧化碳的含量降低到正常水平；血液中氧的含量增至正常水平。

24至72小时：心肌梗死危险性降低；神经末梢的功能逐渐开始恢复，嗅觉和味觉对外界物质敏感性增强；支气管不再痉挛，呼吸大为舒畅，肺活量增加。

2周至1个月：血液循环稳定，走路稳而轻，肺功能改善30％。

1至9个月：咳嗽、鼻窦充血、疲劳、气短等症状减轻；气管和支气管的黏膜上出现新的纤毛，处理黏液的功能增强；痰减少，肺部较干净，感染机会减少；身体的能量储备提高；体重可增加2～3公斤。

1年内：冠状动脉硬化危险减至吸烟者的一半。

5年内：比一般吸烟者（每天1包）的肺癌死亡率下降，即由1.37％降至0.72％，或接近不吸烟者的死亡率；口腔、呼吸道、食管癌发生率降到吸烟者发病率的一半；心肌梗死的发病率几乎降到非吸烟者的水平上。

10年内：癌前细胞被健康的细胞代替，肺癌的发生率降至非吸烟者的水平；口腔、呼吸道、食管、膀胱、肾脏、胰腺的癌症发病率明显下降。

15年内：冠状动脉硬化的危险与不吸烟者相同。

（3）对吸烟与戒烟认识的误区

在我国中老年吸烟者中普遍存在一种误解：有长期吸烟习惯者突然戒烟，弊大于利，甚至会促进死亡。有些人担心自己体重会增加，但大量研究显示，戒烟者体重平均增加只有2.3公斤，这个体重增加量对健康几乎没有任何影响。中老年人戒烟的总健康保护效应是肯定的，对个别病种（如COPD）由于其自然病程的特殊性需尽早戒烟，在长期戒烟后才能显现其保护作用。而此类既往吸烟者多因病而戒烟，其戒烟后近期死亡的原因多与病情已较严重有关。因此，任何时间戒烟都不算迟，而且最好在出现严重健康损害之前戒烟。

吸烟对中老年人的健康有百害而无一利，但对于染上烟瘾的人来说，戒烟谈何容易，有的人为戒烟，含块糖、吃瓜子，四处购买戒烟糖、戒烟茶、戒烟中药。其实，戒烟没有良药，没有捷径，只要有坚强的意志，就完全可以戒烟，坚决不抽就是最简单的戒烟方法。

2. 饮酒

在古代，酒被视为神圣的物质，随着酿酒业的普遍兴起，酒逐渐成为人们日常生活的一部分，形成了一种“酒文化”。酒事活动也随之广泛，并形成较为系统的酒风俗习惯。这些风俗习惯内容涉及人们生活的许多方面，其形式生动活泼，姿态万千。常言道：无酒不成席。在农村，更是崇尚饮酒，有些人尽管手头不宽裕，不但招待客人要喝酒，而且自家人吃饭仍每天甚至每顿饭都离不开酒，有的达到嗜酒如命的程度，俗称“酒鬼”。酒给人们带来欢乐和友谊的同时，也带来忧患和灾难，给我们的健康带来危害。

(1) 适量饮酒有益健康

许多专家认为，适量饮酒有益健康：① 适量饮酒可助消化。对消化功能减退的中老年人，饭前适量饮酒可促使其胰酶大量分泌，同时胰酶又可刺激人体消化系统的酶系，促使体内各种消化液的分泌，从而增强胃肠道对食物的消化和吸收；② 适量饮酒可减轻心脏负担。美国有关调查发现，酗酒者血压最高，其次为不饮酒者，少量饮酒者血压最低；③ 适量饮酒可减少冠心病发生。冠心病是冠状动脉硬化性心脏病的简称，人体内有高密度脂蛋白，能将血管和冠状动脉里的胆固醇运走，送到肝脏里去，再转变成对人体有用的激素，适量饮酒可增加高密度脂蛋白，改善体内生化代谢，减少冠心病发生；④ 古代医学已证明，酒有通经活络的作用，用药酒来治疗跌打损伤；⑤ 现代医学研究发现，许多疾病的产生与环境和人的心理状况有着密切的关系，长期身处孤独环境和紧张状态易生病，而适量饮酒能使人精神愉快，减少疲劳忧虑及紧张心理。

（2）饮酒对健康的危害

世界卫生组织统计显示，由酒精引起的死亡率和发病率，是麻疹和疟疾的总和，也高于吸烟引起的死亡率和发病率。在我国，每年有超过 11.4 万人死于酒精中毒。近年来饮酒人数一直呈上升趋势，我国男女饮酒率分别为 84.1%和 29.3%，其中 16.1%的男性和 2.5%的女性为每日饮酒。1982 年我国酒依赖的发病率仅为 0.16‰，到了 1990 年已上升了 3 倍多，且酗酒者出现低龄化现象，女性的比例不断增加。

急性酒精中毒的表现分为三个阶段：兴奋期、失调期、昏睡期。第三个阶段最危险，也最具有麻痹性。当患者趴在桌上休息或昏睡时，周围人通常以为是在“休养生息”、“准备再战”。其实，处于昏睡状态的患者，很可能因为呼吸、循环衰竭而死亡。虽然每个人对酒精的耐受量有较大的差异，但细水长流般长期饮酒也会“温柔地杀人”。人们常说的“老糊涂”就跟慢性酒精中毒有关。酗酒本身会抑制食欲使饮食减少，影响胃肠功能，干扰消化、吸收和代谢，造成营养不良；对消化道有刺激作用，可导致胃和十二指肠溃疡。长期饮用含酒精的饮料可引起大脑皮层功能紊乱，智力减退，注意力不易集中，记忆力减退，判断力下降等；还可以抑制蛋白质合成，导致脑萎缩程度加重。酒精有肝脏毒性，可引起肝功能损害、脂肪肝、酒精性肝硬化等。一次大量饮酒和暴食，可促进胰酶的大量分泌，致使胰腺管内压力骤然上升，引起胰腺泡破裂，胰酶进入腺泡之间的间质而促发急性胰腺炎。饮酒还可引起高脂蛋白血症、酒精性心肌病。酒后还会带来肇事和犯罪，酒后开车也是导致交通事故的重要原因。

因此，限酒已在全世界范围内开展。美国、英国、俄罗斯等都有相关限酒法规，而我国目前仅有一个非强制性规定，即酒类经营者不准向未成年人卖酒。农村应纠正过去对饮酒的认识误区，中老年人要从健康出发，尽量减少饮酒量，酗酒成瘾者应尽快戒酒。

3. 久坐

在农村，不少中老年人除干农活外，大多数时间喜欢久坐不活动，往往在电视机、麻将桌前一坐就是几个小时，有的甚至通宵达旦地玩电脑。有些老人由于年纪较大，或身体较差，长期坐着或躺着。据统计，在中老年人中，习惯久坐或活动极少的人群比例高达60％～85％。久坐的生活方式在不知不觉给我们带来了诸多的健康问题，是造成死亡、疾病和失能的一个主要潜在原因。全球每年有接近200万人的死亡与这种生活方式有关；世界卫生组织的行为危险因素研究表明，久坐方式是导致死亡和残疾的十大原因之一，可增加几乎所有疾病的死亡率。例如久坐可增加患高血压、2型糖尿病、肥胖、结肠癌、胆囊癌、乳腺癌、脂肪代谢紊乱、骨质疏松症、抑郁和焦虑等疾病的危险性。

(1)久坐会对健康造成九大危害

一是人体内的亿万细胞要靠血的运输来完成其新陈代谢功能，久坐可使体内携氧血液量减少、氧分压降低和携二氧化碳血液量增多，二氧化碳分压升高，引起肌肉酸痛、僵硬、萎缩；二是由于久坐，或者有的坐姿不良，或总是固定一个姿势而使得颈部、腰部软组织长久处于张力状态，软组织缺血，而产生腰肌劳损，导致颈椎、腰椎病的发生；三是久坐使人的全身血管血容量(外周血容量)减少，心脏功能减退，加重中老年人的心脏病，提前发生动脉硬化、冠心病和高血压等病症；四是久坐缺乏全身运动，会使胃肠蠕动减弱，消化液分泌减少，时间长了就会出现食欲不振、消化不良以及腹胀等症状；五是久坐可使直肠附近的静脉丛长期充血，淤血程度加重，从而使人的痔疮加重，导致大便出血、肛裂等症，对于女性，可能导致慢性骨盆充血、痛经、内分泌失调等妇科病症；六是久坐还会使人的脑供血不足，导致脑供氧和营养物质减少，加重人体乏力、失眠、记忆力减退，并增大患老年性痴呆症的可能性；七是久坐还会导致人的心理压抑，爱发无名之火，精神状态欠佳，对外界兴趣逐渐降低直至全无兴趣；八是由于有些中老年人久坐且不爱说话，会加速语言功能的衰退，并使大脑反应变得迟钝，这与“用进废退”理论是一致的；九是久坐使胸腔血液不足，导致人的心、肺功能进一步降低，加重中老年人心肺疾病迁延不愈等。由此可见，长时间静坐，不仅危害人的健康，而且降低人的生存质量，一定要尽量避免这类不健康的生活和工作方式，即使无法避免也要在工作 1 个小时之后，起身活动 5 分钟左右，让身体得到放松，把久坐对健康的危害程度降低。

(2) 久坐不动与前列腺增生

在前列腺增生防治环节中，重在防范增生的前列腺充血水肿，以避免尿频、排尿困难加重。不仅饮酒、受凉和劳累可致前列腺增生充血水肿，久坐不动也是一个不可忽视的重要因素，而且是最为常见的因素之一。众所周知，前列腺位于膀胱下方，几乎处在盆腔的最底部，是男性呈坐位时位置最低的实质性组织器官之一。由于前列腺为腺体组织，静脉侧支相对较少，加之位置低，使得前列腺静脉回流容易受阻，易引起前列腺充血水肿，加重症状。近年来，由于前列腺增生有年龄提前趋势，其中有相当多的患者还不到 60 岁。所以，中老年男性尤其是前列腺增生患者，一定要避免久坐不动；每当坐的时间稍长一些，就要起身活动一下，以促进血液循环，缓解前列腺充血状态。有关专家指出，前列腺增生患者每次静坐的时间不宜超过 1 个小时，若超过 1 个小时，要站起来活动 10 分钟左右，如散步、做操或打一会儿乒乓球、羽毛球，而后再继续工作、学习或玩耍。

二、吃出来的中老年疾病

60 多岁的李大妈过去日子过得苦，难得吃上一次肉。这几年农村经济好转了，家境富裕了，她想该饱口福了，生活安排得有滋有味，每天都有鸡鸭鱼肉，她认为大鱼大肉才是好生活。她口味重，炒菜喜欢盐放得多一点，她还喜吃麻辣饮食：麻辣炒菜、麻辣火锅以及水煮鱼等。可能是过去吃得差肚子撑得大，她不仅胃口很好，每顿吃的也多，饭量惊人，而且还特别爱吃肉。她一向认为自己吃嘛嘛香，身体倍棒。几年下来，她、老伴和儿子的身体都发胖了，肚子变大了。近半年她走路感到气喘吁吁，上气不接下气，有时还胸痛。不久前，突然病倒了，到医院检查才知道，她得了高脂血症、高血压、冠心病。老伴最近也总是感觉很渴，而且尿频，去医院一检查，原来是得了糖尿病，而且还很严重。儿子的肥胖让她开始担忧起来，于是带着他来到医院，结果让人十分吃惊，查出高脂血症、脂肪肝。她想不通，儿子才 20 多岁，怎么会得这些病呢？医生全面询问了她家的饮食等情况，告诉她病从口入，这些病都是吃出来的，管不住自己的嘴，图一时之快，最后就惹上了这些病的麻烦。

人体衰老是不可逆转的发展过程。随着年龄的增加，中老年人器官功能逐渐衰退，容易发生代谢紊乱，导致营养缺乏病和慢性非传染性疾病的危险性增加。合理营养、平衡膳食是身体健康的物质基础，对改善中老年人的营养状况，增强抵抗力，预防疾病，延年益寿，提高生活质量具有重要作用。针对我国中老年人生理特点和营养需求，在一般人群膳食指南10条的基础上补充以下内容。

1. 合理食物搭配

随着人们生活水平提高，我国居民主食的摄入减少，食物加工越来越精细，粗粮摄入减少，油脂及能量摄入过高，导致B族维生素、膳食纤维、钾、钙、植物化学物质等摄入减少。中老年人消化器官生理功能有不同程度的减退，咀嚼功能和胃肠蠕动减弱，消化液分泌减少。许多中老年人易发生便秘，患高血压、血脂异常、心脏病、糖尿病等疾病的危险性增加。因此中老年人选择食物要粗细搭配，食物的烹制宜松软易于消化吸收，以保证均衡营养，促进健康，预防慢性病。

(1) 粗粮与中老年人健康

中老年人容易发生便秘，糖脂代谢异常，患心脑血管疾病的危险性增加。粗粮含有丰富的B族维生素、矿物质和膳食纤维，并可调节血糖，适当多吃粗粮有利于中老年人的健康。研究表明，每天食用85g以上的全谷类食物可帮助控制体重，减少若干慢性疾病的发病风险。因此建议中老年人每天最好能吃100g(2两)粗粮或全谷类食物。

(2)保持食物松软

在适合中老年人特别是咀嚼功能的前提下，要兼顾食物的色、香、味、形。要注意烹调的方法，以蒸、煮、炖、炒为主，避免腌制、煎、炸、烤的食物。

宜选用的食物：柔软的米面及其制品，如面包、馒头、麦片、花卷、稠粥、面条、馄饨；细软的蔬菜、水果、豆制品、鸡蛋、牛奶等；适量的鱼虾、瘦肉、禽类等食物。

2. 合理安排饮食，提高生活质量

合理安排中老年人的饮食，使中老人保持健康的进食心态和愉快的摄食过程，保证其饮食质量、进餐环境和进食情绪，使其得到丰富的食物，保证其需要的各种营养素摄入充足，以促进中老年人身心健康，减少疾病，延缓衰老，提高生活质量。

(1)与家人进餐，其乐融融

中老年人的进餐环境和进食情绪十分重要，和家人一起进餐往往比单独进餐具有更多优点。有调查表明，中老年人与家人、同伴一起进餐比单独进餐吃得好，不仅增加对食物的享受和乐趣，还会促进消化液的分泌，增进食欲，促进消化。中老年人和家人一起进餐有助于交流感情，了解彼此在生活、身体、工作方面的状况，使中老年人享受家庭乐趣，消除孤独，有助于预防中老年人心理性疾病的发生。

(2)中老年人营养需求特点

中老年人随着年龄的增加，生理功能减退，免疫功能和抗氧化功能出现不同程度的降低以及其他健康问题。由于活动量相应减少，消化功能衰退，导致中老年人食欲减退，能量摄入减少，必需营养素摄入也相应减少，使中老年人健康和营养状况恶化。

为适应中老年人蛋白质合成能力、蛋白质利用率降低的情况，应选用优质蛋白质。中老年人胆汁酸减少，酶活力降低，消化脂肪的功能下降，故摄入的脂肪能量比应以20%为宜，并以植物油为主。中老年人糖耐量低，胰岛素分泌减少，且血糖调节作用减弱，易发生高血糖，故不宜多用蔗糖。

中老年人随年龄增加，骨矿物质不断丢失，骨密度逐渐下降，女性绝经后由于激素水平变化骨质丢失更为严重；另一方面中老年人钙吸收能力下降，如果膳食钙的摄入不足，就更容易发生骨质疏松和骨折，故应注意钙和维生素D的补充。

锌是中老年人维持和调节正常免疫功能所必需；硒可提高机体抗氧化能力，与延缓衰老有关；适量的铬可使胰岛素充分发挥作用，并使低密度脂蛋白水平降低，高密度脂蛋白水平升高。故中老年人应摄入富含这些微量营养素的食物。

维生素不足将引发许多疾病。维生素A可减少中老年人皮肤干燥和上皮角化；β-胡萝卜素能清除过氧化物，有预防肺癌作用，增强免疫功能，延迟白内障的发生；维生素E有抗氧化作用，能减少体内脂质过氧化物，消除脂褐质，降低血胆固醇浓度；中老年人亦常见B族维生素的不足，特别应注意补充叶酸；维生素C对中老年人有防止血管硬化的作用。因此，中老年人应经常食用富含各类维生素的食物。

三、中老年人应坚持科学健身

王先生在乡镇企业办公室上班，这几年又迷上了上网，每天使用计算机时间一般要超过10小时。夫人很贤惠，从不让他干家务和农活，他也不参加任何锻炼。他今年才55岁，由于长期伏案工作，缺少运动，近几个月来常常觉得眼睛干涩，经常感到上半身肌肉、腰背、颈椎都明显酸痛。而且用电脑大约1小时就觉得头晕眼花，甚至有呕吐的症状。到医院检查，医生说他血压高，拍X光片发现他患有颈椎病和腰椎病。他想通过盲人推拿给自己松松筋骨，可是推拿师告诉他，他的颈椎和腰椎部位僵化非常厉害，单纯的按摩已经不起作用。医生告诫他，使用电脑半个小时，不但要让双眼休息，最好还要站起来做做头部、腰部的运动，松弛一下肌肉。针对高血压病，在服用降压药的同时要注意运动降压，因为规律的体育锻炼就是一种有效的非药物治疗方法，适宜的运动包括太极拳、走步、慢跑等体育活动。

随着社会经济文化的发展，人们生活水平的提高，人们越来越关注自身的健康。健康长寿是大家的共同愿望，但要达到健康长寿的目的靠什么呢？自有历史记载以来，人们就在寻求延年益寿的药方。战国时代就有人设想并炼制延年益寿的金丹，炼丹术还经过波斯、阿拉伯流传到西方，最终还是炼不出什么金丹、仙丹来。许多人还因为相信它而损害身体，带来不良后果，如唐朝的唐宪宗、唐穆宗、唐敬宗、唐武宗、唐宣宗等几位皇帝，就是因为服用“仙丹”而死的。

长寿无需神丹妙药，与衰老作斗争最有效的方法不是药物治疗，而是体育锻炼。众多研究表明，科学健身是促进中老年人健康、预防疾病、延年益寿的重要途径，并有利于提高中老年人的生活质量，减轻家庭和社会的负担。日本有个关于百岁以上长寿老人的调查资料指出：有 1/2 的人在 75 岁时，1/3 的人在 80～84 岁时仍坚持参加体力活动或劳动。在我国，长寿老人也有相同的特点：绝大多数为体力劳动者，从小就从事体力劳动，直至老年仍坚持力所能及的体力活动。这些例子都说明，锻炼有助于身体健康，锻炼有利于延年益寿。而我国是典型的农业大国，有 80%的居民生活在农村，农民的健康状况是不容忽视的。近年来，随着农民生活水平的不断提高，农民已经开始意识到了健康锻炼的重要性。那么应该怎样锻炼身体才能达到健康长寿的目的呢？

1. 体力劳动与体育锻炼

在日常生活中，许多中老年人有一种片面的看法，即劳动（包括家务劳动）也是一种活动，也能增进身体健康，因此，参不参加体育锻炼都可以。其实不然，体力劳动虽然能对身体的健康起到一定的作用，但它并不能代替体育锻炼。

第一，体力劳动有其工作性质的局限性，劳动时间虽长，但并不需要心、肺发挥最大能力，所以对身体锻炼的作用不如体育锻炼大。从事体力劳动时心率虽然加快，但一般在70～90次/分钟，而从事体育锻炼时的心率可达到100～150次/分钟。这就把贮存在血库里的血液送往全身各处，使全身得到较多的营养，抵抗力增强，新陈代谢旺盛，内脏器官功能提高。

第二，体力劳动时，由于受各方面条件的限制，身体常需保持一定的体位或局限于某种固定姿势，重复做单一的运动，这样使整个身体得不到全面的锻炼。如有的要较多站着劳动，有的要经常弯腰工作，这样，全身各处的肌肉用力很不均衡，费力的肌肉过于紧张，容易造成疲劳；省力的肌肉得不到活动，得不到锻炼，日子长了，还容易患各种疾病。

第三，体力劳动之后，适当参加体育锻炼有利于消除疲劳。众所周知，疲劳的产生不是发生在局部，而是发生在大脑皮层中。大脑皮层支配劳动的神经细胞由于长期处于兴奋状态，所以最先出现疲劳。如果调换一下活动较少的神经细胞进行工作，使大脑皮层出现新的强烈兴奋点，而将劳动时的兴奋点抑制下去，那么，原来已经疲劳的那部分神经细胞就会得到休息，而且比静止休息的效果还好。如当上肢疲劳后活动下肢，上肢的疲劳就比静止休息时恢复得快。这种现象称为大脑皮质的诱导作用。体力劳动后再进行适当的体育锻炼有助于迅速地消除疲劳,其道理就在于此。

第四,有些中老年人从事体力劳动大都在室内进行,他们吸收新鲜空气及照射阳光较少,身体缺乏紫外线照射,影响正常的新陈代谢。而体育锻炼大都在室外进行,不仅锻炼了身体而且能多呼吸新鲜空气和增加日照时间,好处甚多。

由此可见,体力劳动是不能代替体育锻炼的。所以,从事体力劳动的中老年人应该打破以往的思想枷锁,抽时间参加适当的体育锻炼,以便增强体质。

2. 多做户外活动,维持健康体重

2002 年中国居民营养与健康状况调查结果显示,我国城市居民经常参加锻炼的中老年人仅占 40%,不锻炼的高达 54%。大量研究证实,身体活动不足、能量摄入过多引起的超重和肥胖是高血压、高血脂、糖尿病等慢性非传染性疾病的危险因素。适当参加户外活动,在增加身体活动量、维持健康体重的同时,还可接受充足紫外线照射,有利于体内维生素 D 合成,预防或推迟骨质疏松症的发生。

随着年龄增加,中老年人骨骼、肌肉、消化、呼吸、心血管、中枢神经等各系统功能逐渐衰退。如果天天运动,并注意多做户外活动,则可延缓老年人体力、智力和各器官功能的衰退。其原因是:① 运动可以使心肌收缩加强,血液循环得到改善,肺活量扩大,血液含氧量增加,使全身各组织细胞得到充足的氧气;有利于增强食欲,保持大便通畅,防止便秘;能改善神经系统功能,减少紧张和忧虑,有利于睡眠;能改善肌肉和关节的血液循环,减少骨骼脱钙,延缓骨质疏松、关节增生和退行性变。② 户外

活动，空气新鲜，紫外线充足，有利于体内维生素 D 合成，能够预防或推迟骨质疏松的发生。

3. 中老年人常用的健身活动方式及其作用

(1)步行

步行，是中老年人最简便易行的一种全身运动方式。在农村也是最实用的一种运动方式。步行时下肢支撑体重，上下肢骨关节、肌肉与身体其他各部位协调配合，使各部位都得到锻炼；同时加强心肌收缩，加大心血输出量，使各组织血流量增加。天天散步，对于改善心肺功能、延缓下肢关节退行化性变有积极作用。我国民间有许多谚语都指出了步行与健康的关系，如“饭后百步走，活到九十九”、“每天都散步，不用进药铺”等。可见步行是长寿的妙法之一。

步行的方法：步行有慢速、中速和快速 3 种。慢速步行，步行速度每分钟 100 步以下，运动后脉搏略有增加；中速步行每分钟 100～110 步，脉搏每分钟 100～110 次；快速步行每分钟 120 步以上，脉搏每分钟 126 次左右。老年人可根据自己的体力情况自行选择。

注意事项：步行锻炼的时间一般为每次 30～60 分钟，可根据自身的年龄、体力及锻炼基础自由掌握。刚刚开始锻炼的中老年人可以隔日步行一次，以慢速步行为宜，以后逐渐提高步速，并过渡到每日一次。

(2)慢跑

慢跑的锻炼效果最显著，在国内外正日益成为人们防治疾病的一种手段。它被人们视为“最完美的运动”。由于在跑步时肌肉紧张并需一定的脑力，要克服自然条件的阻力。慢跑比散步强度大，消耗能量多，能加速血液循环，增大能量消耗，在跑步时供应的氧耗量比安静时多 8 倍以上，可使心脏、呼吸系统和新陈代谢得以改善，所以对中老年人特别适合。跑步能均匀地活动全身的肌肉，增强心血管系统的功能，提高机体的代谢，具有广泛性和节律性两大特点。一般来讲，坚持慢跑可降低血液中的胆固醇和脂肪，防治肥胖症、动脉硬化、高血压、冠心病，还能够治疗腰腿痛，并使人心情舒畅、乐观，延缓老化。但跑步运动量较大，没有跑步习惯及体弱多病的老年人不宜进行。

慢跑的实施：中老年人慢跑的速度和距离要根据本人体质而定，不可急于健身祛病而盲目加大运动量，或存攀比之心，不顾自己体力的实际情况而“聊发少年狂”，与体力强的人比拼。一般地说，跑步后体力消耗以全身感到轻松、心情舒畅为度，若跑后持续感觉肌肉酸痛或全身疲乏，即为过度。一般最大负荷强度不应使心率超过 150 次/分钟，呼吸也以不喘大气为宜。跑步时要全身放松，两臂自然摆动，呼吸尽量做到深而长，并要按照循序渐进的原则进行。一般开始先用慢速跑，然后再练中速跑，根据自己的实际情况，以身上微微出汗、不大汗淋漓为原则（体质强壮者除外），也可以进行原地跑。跑完后不要马上停下来，要从跑步过渡到走步，心平气和时再停下来。

慢跑的注意事项：初次参加跑步的中老年人，应该经过医生详细的体格检查后，再根据自身的健康状况决定运动负荷。过饥、过饱、过度疲劳都不适于立即跑步。在运动前要有充分的准备活动，要活动全身的关节，如摇头、转腰、伸臂、踢腿等，这些热身活动，可使机体适应将要进行的体力运动，精神兴奋，心脏搏动加快，四肢肌肉进入兴奋状态，不至于因突然增加体力活动而造成机体的不适应。

(3) 爬山

据研究,爬山所消耗的能量比步行多4倍,比打乒乓球多2倍。爬山不仅可以增强下肢肌肉和韧带力量,保持下肢关节的灵活性,而且能促进人体能量代谢,提高心肺功能。同时,对防治动脉粥样硬化,也有一定的帮助。对肥胖病患者还有较明显的疗效。

爬山有快跑爬山、慢跑爬山和步行爬山三种,中老年人只宜进行步行爬山。刚开始进行爬山锻炼的中老年人或体弱者,可在中途休息一下。

(4) 太极拳

太极拳是我国民族传统运动项目,具有非常突出的特点,特别适合用于科学健身和保健康复养生。它的动作细腻,变化多样,柔和缓慢,连贯圆润。缓慢、放松、富有韵律的套路动作,对大脑皮层与植物神经系统的功能有独特的调节作用,可防治高血压、神经衰弱、慢性胃肠疾病等。长期坚持打太极拳能够使人精神抖擞,乐观向上。练太极拳要求步态稳定,动作刚柔并济,体姿转换轻灵协调,关节柔韧,伸展幅度大。武术界有句行话,叫做"内练一口气,外练筋骨皮","一口气"指的是精、气、神;"筋、骨、皮"指的是肌肉、关节、骨骼。长久练之,可使人筋骨强健,肢体丰满,精力充沛,身手敏捷,这是对神经系统的锻炼效果,有利于防治神经性功能障碍。

此外,还可进行体操锻炼。体操动作可简可繁,运动速度可快可慢,运动范围可大可小,运动量容易调整。经常坚持做体操可以使头颈、躯干、四肢灵活,保持良好体姿,增强柔韧性,维持神经、肌肉的协调能力。

4. 中老年健身活动与锻炼的注意事项

经常进行适当的健身活动和运动锻炼，是中老年人保持健康长寿的主要方法之一。运动锻炼虽能健身，但如锻炼方法不当，反而会有损健康，所以进行健身时应注意以下几个问题。

(1) 中老年人运动四项原则

① 安全

由于中老年人体力和协调功能衰退，视、听功能减弱，对外界的适应能力下降，故参与运动时首先要考虑安全，避免有危险性的项目和动作，运动强度、幅度不能太大，动作要简单、舒缓。

② 全面

尽量选择多种运动项目和能活动全身的项目，使全身各关节、肌肉群和多个部位得到锻炼。注意上下肢协调运动，身体左右侧对称运动，并兼顾颈、肩、腰、髋、膝、踝、肘、腕、手指、脚趾等各个关节和各个肌群，同时眼、耳、鼻、舌、齿也要经常运动。

③ 自然

中老年人运动方式应自然、简便，不宜做负重憋气、过分用力、头部旋转摇晃的运动，尤其对患有动脉硬化和高血压的中老年人，更应避免。憋气时因胸腔的压力增高，回心血量和脑供血减少，易头晕目眩，甚至昏厥；憋气完毕，回心血量骤然增加，血压升高，脑血管易发生意外。头部旋转摇晃可能会使血液过多流向头部，当恢复正常体位，血液快速流向躯干和下肢时，会造成脑部缺血，出现两眼发黑、站立不稳等情况，容易摔倒。

④ 适度

中老年人应该根据自己的生理特点和健康状况选择适当的运动强度、时间和频率。最好坚持每天锻炼，至少每周锻炼 3～

5 次。每天户外活动时间至少为半小时，最好为 1 小时。中老年人进行健康锻炼一定要量力而行，运动强度以轻微出汗、自我感觉舒适为度。世界卫生组织推荐的最适宜锻炼时间是上午 9:00～10:00 或下午 4:00～6:00。

(2) 因人而异，全面锻炼

中老年人应根据自己的身体情况及爱好，选择适合自己的运动项目和合适的运动量。如有的中老年人每天劳动量较大，已感到较累，就不必专门再做健身活动和运动锻炼。有些农活弯腰劳动较久，应当适时站起来全身活动一下，或休息片刻，以免久之腰酸背痛，这也是一种健身活动。如患有高血压病、冠心病等心脑血管病，或年龄太大、身体较差，就不适合做剧烈运动，而应选择散步、打太极拳等项目。

(3) 锻炼之前进行比较全面的身体检查

中老年人在运动锻炼前最好做一次较为全面的身体检查，通过检查可了解自己的健康状况，做到心中有数，然后根据身体情况选择合适的锻炼项目。同时，要了解运动前后的脉搏，测量早晨起床时的基础脉搏以及运动前后的脉搏变化，进行自我监测，必要时可测量血压。一般来说，以选择各个关节、各部分肌肉都能得到较好锻炼的运动项目为宜，如慢跑、快步走、太极拳等，而不应该选择运动强度过大、速度过快、竞争激烈的运动项目。条件允许也可以利用运动器材进行锻炼。

(4) 做好准备活动和整理活动

年龄越大，锻炼前的准备活动越重要。每次运动以前要做几分钟准备活动，缓慢开始。10 分钟左右适宜的准备活动可保护心脏、肌肉和关节，避免损伤。运动结束时，不要突然停止运动，跑步运动之后，至少再慢走 2 分钟；负重练习之后要休息 5 分钟。

(5) 锻炼要循序渐进

俗话说“一口吃不成个胖子”。中老年人参加体育锻炼的运动量一定要缓慢增加，逐步适应，切忌操之过急。对于中老年人来说，以运动时感到发热、微微汗出为宜。以前没有运动习惯的中老年人，开始几天可能会出现不适应反应，表现为疲劳、肌肉酸疼、食欲稍差，甚至睡眠不好等。此时应减少运动量，降低运动强度。经过一段时间适应后再慢慢地增加运动量，不要急于求成。

(6)锻炼要有规律，并持之以恒

要想通过体育运动锻炼身体并取得良好的效果，必须持之以恒，决不能“三天打鱼，两天晒网”。最好是每天坚持锻炼，每次锻炼半个小时左右，每星期锻炼不应少于 3 次。同时，要合理地安排好时间，养成按时锻炼的良好习惯，注意掌握适当的运动量。但应注意患病或身体不适应期要立即停止锻炼，即便是轻微的感冒也应注意。

(7)锻炼要量力而行，适可而止

中老年人在合理选择运动项目进行体育锻炼的过程中，要注意适宜的运动量。运动量太小则健身与保健作用甚微；运动量太大不仅不能起到健身、保健的作用，而且还会危害健康，甚至出现伤害事故。只有将运动量控制在适宜的范围内，才能获得最佳效果。在决定运动量的因素中最重要的是运动强度，老年人运动强度不宜太高，以中低强度体力活动为宜。

5. 中老年人健身活动与锻炼的误区

误区之一：锻炼能治百病，效果神奇

有些中老年人锻炼时不从自身的健康状况出发，而是盲目听信别人的介绍，夸大运动锻炼的效果，其结果自然不能健身，相反还会伤身折寿。因此，健身的第一步就是要从自身实际情况出发，选择适合自己的运动项目。

误区之二：运动量越大，效果越好

运动量包括运动时间和运动强度。我们强调的是适宜的运动量，运动量过大会损害健康，过小则起不到健身的效果。中老年人健身一定要因人而异，不要盲目追求、攀比，健身是为了自己身体的健康。

误区之三：健身方法经常换，越多越好

运动健身是通过体育锻炼达到健身的目的，方法的选择对健身的效果非常重要。在日常生活中，有些中老年人盲目追求"健身热"，达不到健身的效果。所以中老年人健身应该考虑个人的特点、年龄及身体状况，选择合适的锻炼方法，达到预期的健身目的。

误区之四：健身环境无所谓

有些中老年人坚持每天晨练，这对增强体质，提高免疫力当然有很大的作用，但有的中老年人不注意锻炼的气候、地点等环境的变化，导致一些不良后果。例如有些中老年人为了坚持锻炼，即使在雾天、雨天也照常锻炼，殊不知在这样的环境中锻炼身体对人体反而会产生伤害。所以中年人运动时应特别注意锻炼的环境。

误区之五：运动后即刻饮凉水、吃冷食

参加体育锻炼的人因出汗多，适当地补充一些水分是十分必要的。因为机体过度缺水，会导致各器官系统的机能降低或失调，出现四肢无力、工作能力下降等现象。但运动后切忌马上喝凉水、吃冷食，特别是冰冻的食物。因为运动过程中，人的体温有所升高，如果这时突然吃大量的冷食，会强烈刺激胃肠，引起胃肠的血管马上收缩，使胃肠功能紊乱，影响消化能力，还可能出现腹胀、腹痛、腹泻等现象。另外，过冷的刺激还会使咽喉发炎，发生喉痛、嗓子哑等现象。

四、良好的睡眠是中老年人健康的保证

失眠让我烦恼，更让我无奈！我每天晚上 11 点上床去睡，结果几乎到凌晨 3 点才能睡着，早上 5～6 点就醒了。一天最多能睡 2～3 小时，而且还一直做梦，容易醒，醒后就睡不着了。一上床就紧张，越想入睡就是睡不着，白天的事在脑子里像过电影一样。自己去买了些安眠药吃可没什么作用，无奈和痛苦的日子陪伴着我，成天感到头昏脑胀的，难受极了！

睡眠是生命活动中的一种生理现象，人的衰老过程与睡眠质量和数量的变化有密切的联系。对于中老年人来讲，睡眠质量是评价其健康状况的一项重要指示。一般而言，健康、长寿老人的起居生活较为规律，睡眠良好。相反，长期受失眠困扰者，多伴有某种程度的心理、躯体疾患，会严重影响身体健康。近年来，睡眠障碍对中老年人健康的危害愈来愈受到重视。中老年人睡眠时间适中，可促进健康，延年益寿，睡眠过多或不足均会损害健康。

1. 中老年人睡眠的特点

与其他年龄段相比较，中老年人的睡眠常具有入睡和睡眠维持困难、白天好打盹等特点。成年人对睡眠的需求并不是随着增龄而减少的，人们通常理解为年纪越大对睡眠的需求就越少，实际上并非如此。由于中枢神经系统结构和功能的变化，如神经元的脱失和突触减少等，中老年人的睡眠周期节律功能受

到影响，导致睡眠调节功能下降，多数中老年人的睡眠较为表浅，这与大脑随着增龄的变化有关。24小时的睡眠节律改变，使中老年人花更多的时间躺在床上，而实际睡眠却减少。随着年龄增大，中老年人常感到夜间睡眠觉醒次数增多、醒后难以再入睡或出现早醒、夜间睡眠时间缩短等，这说明睡眠质量不好。尽管中老年人夜间睡眠在减少，白天频繁出现小睡时间的总和却与年轻人的总睡眠时间大体相等。虽然许多人有睡眠障碍，但很少去治疗。对这些睡眠障碍患者的生理变化情况，可通过多导睡眠监测检查方法来明确导致睡眠障碍的原因。

2. 中老年人睡眠时需注意的问题

(1) 养成有利于睡眠的良好生活习惯

晚饭不宜吃得过饱，以避免过饱感觉对大脑的刺激，导致入睡难。睡前不宜饮茶和咖啡，不宜抽烟饮酒。睡前不宜看书、看报、看电视时间过长，尤其是不宜看情节紧张、使人激动的内容。睡前也不宜思考问题，养成睡前热水洗脚的习惯。注意生活要有规律，养成早睡早起、按时休息的良好习惯，这样才不会干扰睡眠生物钟。

(2) 老年人每天睡眠时间因人而异

中年人睡眠时间较青少年减少，但进入老年期睡眠时间反而增多。一般60～70岁者平均每天睡8小时，70～90岁者每天睡9小时，90岁以上高龄老人每天睡10～12小时。中老年不仅要注意睡眠时间的长短，而且还要重视睡眠的质量，以醒后疲劳感消失、全身舒适、精力充沛、头脑清醒为宜。每天午睡0.5～1小时，不宜过长，以免影响夜间睡眠。

(3) 创造良好睡眠条件

室温适宜，空气流通，避免强光照射，不要睡在风口。疲劳打盹或睡觉最好上床躺下。选择铺置棉垫的木板床为好，枕头高低和质地要适中，被褥松软柔和、干燥、舒适，选择右侧卧位最适宜，不要张口呼吸或掩面入睡。

3. 中老年失眠该怎么办

治疗失眠首先要纠正与不良睡眠卫生习惯有关的行为，有时候做了这一步就能改善睡眠。如果你与医生讨论自己的睡眠问题，他可能会提出一种特别适合你的方法。抑郁造成的失眠症和广泛性焦虑引起的失眠症，其治疗完全不同。

(1)针对失眠采取的非药物治疗方法

很多失眠症患者对睡眠产生了恐怖，当夜晚来临时，总是考虑如何尽快入睡，但越是想尽快入睡而越难以入睡，使内心的冲突进一步强化，因而更加焦虑烦躁，痛苦不堪，形成恶性循环。打破这种恶性循环的一种办法是顺其自然，不要强迫自己入睡，采取能睡多少就睡多少的态度，听任睡眠的自然来临。在这种心态下，反而在不知不觉中较快入睡了。

心理与行为干预疗法：一是刺激控制法，即一个人只有当想睡觉或有困意时才上床，只有睡眠时才用卧室，其他时间均不能上床，并且睡前不读书，不看电视，不吃东西，不工作。二是时间控制法，无论夜晚睡眠如何，晚睡何时，都应在早上固定时间起床，这样可固定睡眠－觉醒节律(时间控制)，并提高睡眠效率(在床上的时间就是用于睡眠)。尽量减少或避免白天打盹，以增加夜晚的睡眠。老年人可在下午休息 30 分钟，不会影响夜间睡眠。三是睡眠限制法，即缩短在床上的时间及实际的睡眠时间，直到允许躺在床上的时间与期望维持的有效睡眠时间一样长。这种方法,可使轻度失眠不断改善,使患者易于入睡,并维持睡眠。另外要让患者注意合理饮食,锻炼身体,并注意药物的使用情况,以及环境因素如光、声及温度对睡眠的影响。特殊的疗法包括放松疗法,如渐进性肌肉放松及生物反馈疗法,可减少觉醒。认知一行为治疗主要针对导致失眠的不良认知方式,如认为不睡觉就会产生非常严重的后果等。有一两次睡眠不好不属于失眠症,把因素去除就好了。上述心理与行为干预疗法对失眠症有长期的疗效。

(2)失眠者的食疗方法

失眠者在“药补不如食补”的今天,如果采用得当的食疗方法,也会有一定的催眠功效。下面介绍几种易于制作的食疗方法。

天麻什锦饭:取天麻 5g,粳米 100g,鸡肉 25g,竹笋、胡萝卜各 50g,香菇、芋头各 1 个,酱油、料酒、白糖适量。将天麻浸泡 1 小时左右,使其柔软,然后把鸡肉切成碎末,竹笋及洗干净的胡萝卜切成小片;芋头去皮,用水发香菇洗净,切成细丝。粳米洗净入锅中,放入白糖等调味品,用小火煮成稠饭状,每日 1 次,作午饭或晚饭食用。此饭有健脑强身、镇静安眠的功效。可治头晕眼花、失眠多梦、健忘等症。

龙眼冰糖茶:龙眼肉 25g,冰糖 10g。把龙眼肉洗净,同冰糖放入茶杯中,加入沸水,加盖闷一会儿,即可饮用。每日 1 剂,随冲随饮,随饮随添开水,最后吃龙眼肉。此茶有补益心脾、安神益智之功效。可治思虑过度、精神不振、失眠多梦、心悸健忘。

远志枣仁粥:远志 15g,炒酸枣仁 10g,粳米 75g。粳米淘洗干净,放入适量清水锅中,加入洗净的远志、酸枣仁,用大火烧开,再用小火煮成粥,可作夜餐食用。此粥有宁心安神、健脑益智之功效,可治老年人血虚所致的惊悸、失眠、健忘等症。

另外，睡觉前可以喝一小碗黑米粥、玉米粥，里面含有大量的维生素和淀粉，可以促进体内胰岛素的分泌，能给大脑以催眠的作用。睡觉之前，还可以饮用一杯浓浓的牛奶，牛奶中含有能产生增强睡意的物质，能使人尽快进入梦乡。但是需要注意的是，喝牛奶不能太多，一般250ml即可，中老年人应选择脱脂、无糖型的牛奶。

(3)催眠药

催眠药是治疗失眠症用得最多的药物，一定要按医生的建议用药。根据医嘱用药，一般比较安全有效，产生依赖的危险性较小，必要时还可以采用新的用药方法，所以应多听听医生的意见。常用的催眠药有阿普唑仑、艾司唑仑等。

总之，对中老年睡眠障碍患者首先要查明原因，查明原因前不滥用催眠药，要记住老年人生理上的特点，药物种类和剂量应选择得当。另外患者不要过度紧张，对失眠要有正确认识，保持生活规律性，服用药物醒后起床要活动，以免进一步加重失眠。

五、眼保健应从中年做起

60岁的张老师10年前曾因为看近物不清楚到医院检查，被诊断为老花眼。并且随着年龄增长，老花镜度数逐渐加深。而且，最近张老师自觉减肥成功，不仅吃的比以前多，喝水也比以前多，但是身体却苗条了。2周前，张老师的近视力突然变好了，看书看报时可以不用戴老花镜了，甚至还可以穿针织毛衣了。张老师心底暗暗地高兴，心想自己是不是“返老还童”了？但是，1周前发生的事却使张老师的高兴完全化为了泡影。原来，张老师右眼突然出现眼红、眼胀痛、视力明显下降，并伴有头痛，立即到医院检查，才知道自己患的是膨胀期老年性白内障继发青光眼和糖尿病，经过医生的及时治疗，张老师的病情终于得到有效的控制。那么，什么是老花眼、白内障、青光眼呢？糖尿病跟眼病有关系吗？下面我们将做详细的讲解。

眼睛，被人们喻为“心灵的窗户”，是人体最重要、最精巧、最完善的感觉器官。眼睛保健与视力是一个全球性的医学和社会问题，它不仅对人们的身心健康有着重要的影响，而且关系着每一个人的学习、工作与生活，已成为当今社会及家庭特别关注的问题。然而，随着年龄增长，人的各个器官逐渐老化，眼睛也会随着这种老化而出现一些问题。除老花眼外，多数视力减退都与眼睛疾病有关。得了眼病，就像雾里看花、水中望月，生活是一片模糊景象，怎么才能还我一个清晰的世界呢？目前，影响中老年人视力的常见眼病主要有青光眼、白内障、糖尿病性视网膜病变、高血压性视网膜病变和年龄相关性黄斑变性等。实践证明，患者对这些现象及疾病的防治知识有所了解，有助于在日常生活中加强自我保健，可协助医生早期诊断和早期治疗，达到较好的防治效果。

1. 老花眼

老花眼的起因，是因为人体眼睛的晶状体硬化，睫状肌功能降低，逐渐产生阅读等近距离工作困难，感觉将目标放远才能看清的情况。老花眼发生的年龄因人而异，一般在 40～45 岁。有了老花眼，并不表示你已经老了或者眼睛有问题了，它是一种生理现象，就像人老了黑发会变白一样，是提醒你，年过四十，要注意生理机能已有改变，要特别注意身体的自我保健。

配凸透镜是治疗老花眼最简单，也是必要的方法。由于老花眼的程度会随着年龄增长而增加，所以老花眼镜的度数也会随之加深。一般规律是，正视眼在45岁左右约需1.50屈光度，50岁左右约需2.00屈光度，60岁以上约需3.00屈光度。

有人认为眼睛出现老花时，不应该过早戴老花镜，不然一旦戴上去就离不开了，这种说法不正确。因为老花眼的进展与戴不戴老花镜无关，不戴老花镜也不能控制老花眼程度的加深。调查显示，40岁以后每增长10岁，屈光不正、矫正不足的危险性上升1.8倍，有眼病患者更严重。因此，人一旦出现老花眼症状时，就应当戴合适的老花镜。否则，眼睛长期处于超负荷状态，表现出临床的视物模糊、眼酸痛、胀痛、畏光、流泪等视觉疲劳症状。而且，随着年龄增长还要更换老花镜，以保持眼睛看近物的舒适和正常功能，提高学习和工作效率。同时，中老年人还需要保持良好的阅读及看电视的习惯，避免长时间连续看电视或看书，夜间看电视时在背侧开一盏光线柔和的灯，注意不要让光线直接照射到屏幕上，营造适合眼睛保健的环境，从而保护眼睛及缓解视疲劳。

2. 白内障

白内障是最常见的老年性眼病，也是高原地区的多发病和糖尿病的并发症之一。在人的眼球前段，正对黑眼珠的中央，有一个透明的双凸形透明晶体，叫做晶状体，其直径约9mm，厚度约4mm。晶状体可因外伤、其他眼病、全身病（如糖尿病）及老化等各种原因而变得混浊、发白，从而阻碍了光线进入眼内，使视力下降。

白内障早期无任何征兆，主要表现为视力逐渐下降，而无眼睛发红、疼痛、畏光等不适。轻度白内障如不影响日常生活和工作，可以采取保守治疗。目前尚无疗效肯定的药物，而且服用药物只能使病情发展减慢。患者个人除注意用眼卫生外，可适当多吃含B族维生素、维生素C、维生素E和微量元素等丰富的食物。因为维生素C具有防止白内障形成的作用，而维生素E降低时会增加氧化反应，易使晶状体混浊。因此，中老年人平时应多吃些富含维生素C的番茄、菠菜、大白菜、四季豆等新鲜蔬菜和橘子、柚、橙等水果，还应适当吃些卷心菜、花生油、谷类、豆科、深绿色植物、动物肝脏、蛋和乳制品等，从中获得较多的维生素E。还有，避免在强烈的阳光、灯光或其他射线照射下工作和学习，因其可诱发或加速白内障的产生和发展。外出活动时，应戴有色眼镜及遮阳帽，以防射线的危害。

对影响生活和工作的白内障患者，如无手术禁忌症，全身情况允许，则手术摘除仍是唯一有效的治疗方法。不要因为等待白内障成熟或者年龄原因害怕手术从而错失治疗时机。甚至有一些患者认为白内障不做手术，也就是导致视物模糊、看不见而已。显然这种观点是错误的。因为如果白内障发展到过熟期，可能会产生严重的并发症，如青光眼、葡萄膜炎、晶状体脱位，最终引起失明、眼球萎缩等严重后果，徒增患者痛苦。因此目前多数医生认为白内障引起的矫正视力低于0.3时，手术比较合适。

3. 糖尿病及高血压性视网膜病变

糖尿病和高血压病是严重危害中老年人健康和生命的2种疾病。其对视力的危害则主要是通过引起视网膜病变，即所谓糖尿病性视网膜病变及高血压性视网膜病变，均属于全身系统性疾病在眼部的病变。

患者早期无眼部的自觉症状，随着病变发展，可引起不同程度的视力障碍、视物变形、眼前黑影飘动及视野缺损等症状，最终可导致失明。由于发现眼底病变越早越好，所以所有糖尿病和高血压患者都应该常规做视力和眼底检查，同时定期复查还可以动态了解病情的变化及视网膜病变的进展程度。要尽量将血糖和血压控制在正常水平,保持稳定,同时积极治疗合并症,如贫血、肾病等。对于早期的糖尿病及高血压性视网膜病变可选用丹参和银杏叶制剂等药物治疗,中晚期病变则需要选择激光或手术治疗。

以上所述是几种常见的影响中老年人视力的眼病的一些基本预防保健知识,目的是为了促进人们养成良好的用眼习惯,创造良好的眼科预防保健环境,全面性的珍视眼睛。虽然这些疾病大多有视力下降的共同特征,但其他临床表现不完全一样,当出现上述的一种或几种现象时,需要眼科医生诊断和专科治疗。一般来说,只要及时有效地治疗,多数病人能够保持良好的视力,从而提高生活质量。

六、做好口腔保健是提高中老年人生活质量的基础

现在的老年人常常遇到如此烦恼:寿命长了,牙齿没了;饭菜丰盛了,却无福消受了。不少老年人认为:“老了掉牙是必然的”。一位65岁的老汉从农村到部队看儿子,因一颗大牙痛得厉害,到口腔科要求把病牙拔掉。可医生检查发现,老人口中只存下8颗牙齿,而右下侧那颗痛牙不仅松动,且颊侧牙龈红肿、溢脓,触压痛明显,诊断为慢性牙周炎急性发作伴牙周脓肿。医生建议先局部切开排脓,并用抗生素和止痛药,消炎后再做进一步治疗,以保留牙齿。但老人坚持要拔牙,说人老了,牙也该掉了。后来在医生和儿子的劝说下,才同意医生建议的治疗方案。经过系统治疗,他的牙不痛了,并镶了牙,对此,老人很满意。

其实,绝大多数老人牙齿的脱落或被拔除,是由于对牙病不重视所造成的。如早期牙周病不治疗,初龋不补,任其发展,造成

"小洞不补，大洞吃苦""早期不治，晚期拔牙"的后果。如果早期积极防治牙病，及时填补龋洞，老年人也会有一副健美的牙齿。

俗话说，人老先从牙齿老，脱落的多，尚存的少。因此，许多人认为，七八十岁的老人，牙齿全部脱落是非常正常的现象。但是，世界卫生组织在 2001 年正式提出了"8020 计划"，也就是说，如果我们能很好地保护牙齿，那么到 80 岁时，完全可以有 20 颗牙齿。现在世界上大多数国家的卫生部门，已纷纷响应世界卫生组织，开展了全民爱牙活动。根据第二次全国口腔健康流行病学抽样调查的结果分析，至少可以得出以下两个结论：一是 80 岁含有 20 颗牙是完全可能的；二是我国 80 岁以上老人拥有 20 颗牙的人数不多，需花大力气宣传口腔保健知识。

研究口腔器官和组织的衰老过程，进行老年口腔疾病的防治、修复及护理等保健问题，对老年人保持身心健康、延年益寿、提高生活质量具有重要意义。

1. 中老年人牙齿及口腔的特点

人到了中老年，由于口腔在生理功能和解剖形态方面产生退行性改变，老年人的牙齿及口腔的特点普遍表现为以下 4 种情况：①牙齿磨损多。牙齿经过数十年的使用，表面的釉质(珐琅质)已基本被磨耗殆尽，牙本质外露，牙面变平，牙齿变短。从而导致吃饭时咬不烂，凉的不能吃，热的也不能吃，出现咀嚼效率低下、牙本质过敏的现象，有的还可能发展为牙髓炎、根尖周炎而出现持续性的疼痛。②楔状缺损多。老年人的牙齿颈部经常能看到有一道横着的沟状缺损，其形成的原因主要为牙齿局部的酸性环境腐蚀、长期不正确的刷牙方式等。楔状缺损可以引起牙齿的过敏、疼痛等感觉，可以继发龋病、牙齿横折等并发症。③牙缝多。人到老年，牙龈和牙周组织的萎缩，使牙齿之间的缝隙逐渐增大，容易造成食物嵌塞，从而导致根面龋的发生和发展及牙周组织的病理性吸收，使牙齿出现缺损和松动等病变。④残根、残冠牙多。这是由于长期的牙齿磨耗、龋齿、楔状缺损等原因未得到有效控制和治疗，或由于病人害怕补牙和拔牙而延误治疗所致。

2. 中老年人口腔疾病对身体及心理的影响

步入中老年期后，口腔和其他器官一样，结构和功能逐渐衰老。作为消化系统的门户，口腔承担着重要任务。营养丰富的食品，需经过牙齿的咀嚼才容易被吸收。人体获取营养后可增进身体健康和增强抵抗力，战胜疾病，延年益寿。而一旦出现牙列缺损、缺失、牙周病等，则会产生诸多不利身心健康的影响：①影响消化功能；②影响脸形与发音；③影响心理健康。这些改变将直接影响老年人的身心健康，加速老化。

3. 中老年人的口腔保健方法

"人老应该掉牙"的旧观念，随着人们对口腔健康的正确认识而逐步改变。老年人口腔卫生保健的目标为至少保持20颗功能牙，维持最基本的口腔功能状态或者通过最低限度的修复，尽可能康复口腔功能，保持老年人的独立生活自理能力，提高老年人生活质量。由于农村普遍存在不讲究口腔卫生的传统观念与习惯，因此，首要问题是提高中老年人自身的口腔保健能力。

(1) 中老年人要学会如何自我检查牙齿

最简单方法是：看看牙龈的颜色，有无脓液，有无压痛，如有假牙应取下后检查。然后张开口检查牙齿，注意牙齿有无松动、牙根是否暴露、牙面有无黑斑或牙洞、有无牙石等。如果出现牙龈红肿、牙齿有洞及不易剔除的食物时，应及时到医院检查或治疗。对已明确不能保留的残根、残冠牙和松动牙，应尽早拔除，不必可惜。同时及时镶上一副合适的假牙也很重要。

(2) 掌握正确的刷牙方法，养成良好的口腔卫生习惯

也许有人会认为自己已刷了几十年的牙，还有不会刷牙之理。殊不知，到了中老年期，刷牙的方法也要讲究和改变。首先，要选择合乎口腔卫生要求的中老人用或成人用保健牙刷。其特点是刷头较小，刷毛软而有弹性，刷柄较宽而扁，容易握住，不易滑脱，刷头过大，刷毛太硬，容易误伤牙龈和牙齿。一把牙刷不要用得太久，特别是鬃毛牙刷，用 1～2 个月为宜。一旦刷毛弯曲、倾斜，就应更新。其次，牙膏最好选用含氟牙膏，既能预防龋齿和牙周病，又可促进牙龈健康。如果牙龈有炎症，可以选用含洗必泰或中草药的牙膏。刷牙时不要用力过猛，要顺着牙缝方向慢慢刷，且刷牙的时间要长一点，可起到按摩牙龈的作用，促进血液循环。除每天早晚刷牙外，每次用餐后刷牙，值得提倡。

在每次用餐之后，用清水漱口是一种好习惯，但漱口不能代替刷牙，因其达不到去除牙菌斑的作用。剔牙时，牙签最好选用扁平木质的，使用时顺着每个牙缝的两个牙面缓慢滑动，用力要适当，不要过猛过急，避免损伤牙龈。应纠正不良生活方式，如戒酒，不用牙齿开瓶盖、咬硬物等。老年人常会因为戴义齿引起基牙的龋坏，应及时清洗，有病要及时治疗。

(3) 警惕和预防口腔癌

老年人除了易患牙周病和龋齿外，长期磨耗而致边缘粗糙、尖锐，容易咬伤舌缘或口颊黏膜，经常摩擦还可引起白斑或溃疡。对于长期不愈的发生在舌腹、口底和磨牙后区的溃疡，要尽

快去医院检查，以免耽误治疗，防止恶变。

老年人的自我口腔保健活动是他人无法取代的，是保持老年人口腔健康的基础，但是对于一些有严重疾病的老人，如老年痴呆症、半身不遂等，由家庭成员或医务人员进行的特殊口腔护理，包括刷牙、洁牙、剔牙等是必不可少的。

4. 农村中老年人对牙齿保健的认识误区

误区一：老人牙齿松动脱落是自然现象，防也无用，治也无益

大量事实已经证明，大多数老年人的牙齿松动脱落是因牙周病、根面龋、骨质疏松等疾病引起的，只要这些病得到预防和治疗，高寿的老人仍可保留一口健康的牙齿，起码脱落的时间会延后。

误区二：人牙同鼠牙，越磨越结实，啃点硬东西没关系

其实人的牙齿和老鼠的牙齿有很大不同，啮齿动物的牙长得过快，如果它不把牙磨短，让牙无限长长，它就吃不了东西，会被饿死。可是人不同，人的牙齿生长较慢，特别是牙外层包的珐琅质有限，过度磨损就会被破坏掉；珐琅质被破坏，深层的牙本质暴露，牙髓神经末梢失去保护，不仅易致牙本质过敏症（倒牙），还会引发龋齿等严重牙病；牙齿磨损严重，不仅会造成牙齿向前移位或脸形改变、显老，还会引起耳旁的颞颚关节因长期不当咬合而引发疼痛。所以老人的牙齿应特别避免磨损。不要嚼槟榔，啃甘蔗，嗑榛子、瓜子，吃炒花生，更不能用牙齿开瓶盖、拔针、咬钉子等，把牙当钳子用；甚至牙刷毛也不可太硬，防止牙齿磨损。

误区三：只漱口不刷牙，这是祖宗传下来的

不少高龄老人至今没有刷牙习惯，尤其农村的老人更多见。他们说祖祖辈辈就是这样，只要饭后漱漱口就行了，何必用刷子去乱掏。甚至更有谬论说“牙是越剔越稀，越刷越脆”，所以始终不肯接受现代口腔卫生习惯。其实漱口代替不了刷牙。正确的刷牙既有牙刷的机械刷洗作用，又有牙膏的化学去污和消毒杀菌作用，可有效地防止菌斑和牙石的形成。因此，老人更应该养成刷牙习惯。

误区四：只要坚持刷牙，就没必要“洗牙”了

其实，刷牙并不能完全代替洗牙，因为各种食物在牙面上留下痕迹，经细菌作用形成牙斑，单靠每天早晚刷牙是难以清除干净的，何况刷牙难以面面俱到，久而久之就形成了牙石、色素等顽固的牙垢。“洗牙”医学术语称为“洁治”，是牙科医生用现代物理化学方法去掉牙面的细菌、牙石、色素等牙垢。洗牙是一种专业性很强的技术工作，要经过严格的培训才能胜任。在口腔医院里医务人员采用手动器械洗牙，需三四个小时或更长时间，就是采用超声波洁牙机洗牙，也需一个多小时。如果你亲眼看一看洗牙清除的那些牙垢，你就会相信，刷牙是无论如何也达不到的。在发达国家，洗牙已成为很普及的常规口腔保健，人们每年一至两次定期找自己的牙医去洗牙。

误区五：掉一两颗牙，不必急着补，等掉净了换全口假牙省事

有些人认为，年纪大了，缺几颗牙是正常的事。缺了牙又不想镶假牙，怕麻烦花钱多，缺就让它空缺吧。这样下去害处很多：它会明显降低咀嚼能力，影响消化和营养吸收；它会加快邻牙松动脱落；还会影响语言和容貌。镶上假牙可助你消除缺陷，恢复牙齿功能，并稳定邻近的牙齿。

误区六：老人抽烟、喝茶沉积的黄牙黑牙，只能带到棺材里去了，无法再白了

其实不然，目前的牙齿美容已经达到相当的水平，通过清洗、漂白和光固化修复，可还你一口洁白的牙齿。吸烟、喝茶、喝咖啡等形成着色性污垢是牙表面变色，容易除掉，即使四环素牙等牙体变色也有办法将其改变。可以用过氧化氢等化学药剂漂白，也可以用超声波洁牙机洁牙，还可以用光固化复合树脂遮盖等方法。对于坏死后变色的牙，可用内漂白的办法，将牙髓抽掉，牙内放一种药，封死，隔几天后换一次。大约5～6次后牙体就会变白。如果有激光洁牙机，美白牙齿的效果更理想。其实牙齿美白不仅仅是为了美容，也是牙齿保健和牙病防治的重要措施，对老人来说，换一口洁白牙齿，更有青春再现、梅开二度的感受，具有增强生活信念的心理作用。

误区七：大医院收费高，洗次牙近百，填个洞几十元；小诊所拔颗牙才几块钱，洗牙也便宜，同样的名目，要价确实不一样

然而，你可知道他们之间在诊疗技术、操作水平和材料质量方面有多大差别吗？就拿洗牙为例，口腔医院洗牙要1～2小时，而有人在牙科诊所或美容院里洗牙，只需10来分钟。只清除了看得见的牙垢，而留下了致病作用最强的深层牙垢；暴露出牙根不能及时处理，导致疼痛难忍，还加重牙周病的病情；有的还引起出血性疾病患者的出血和传染性疾病的交叉感染。再说牙齿美容，有的牙科诊所打出“牙齿美白，5分钟见效”的招牌，其实是用盐酸、硫酸钠等药液，腐蚀牙体钙质的作用，见效虽然快，却对牙齿硬组织伤害很大，美白后一旦遇到茶、咖啡等有颜色的液体，又很快着色。因此，千万不要贪图便宜，招致不良后果。

七、注意皮肤保养使青春永驻

万山镇庆祝国庆节举行一场文艺晚会，镇上的群众都去观看，有一个节目特别引人注目，那就是张二婶和李伯伯的划龙舟，当他们表演完后，人们都被他们轻盈的步伐，曼妙的舞姿，完美的身材，年轻的面庞惊呆了。虽然他们都已过60岁了，但他们从头到脚给人的感觉就像40多岁的人。卸妆以后，他们的脸庞及皮肤都很显年轻，镇上的中老年人都向他们取经。他们笑哈哈地说："生命在于运动，皮肤贵在保养。"

爱美之心人皆有之，特别是女性，即使到中老年，仍希望保持青春漂亮。随着农村经济文化水平的不断提高，人们对皮肤的保养越来越重视，一些人开始化妆。但皮肤如何保养才是正确的，许多人并不清楚，有些人为了留住亮丽的面容，浓妆艳抹，结果适得其反，越抹越糟，皮肤变得越来越苍老，皱纹越来越多。重庆夏天的太阳骄阳似火，有些人正午在地里干活，太阳光中的紫外线不仅将皮肤晒黑，还加速皮肤老化。为帮助农民朋友了解科学的皮肤保养知识，纠正一些错误认识，下面将介绍一些基本实用的中老年人皮肤保养常识。

1. 中老年人皮肤衰老的原因

人的皮肤是人体面积最大的器官，是保护体内组织器官免受机械、物理、化学和生物侵袭的屏障。中老年人随着年龄的增加，皮肤弹性渐渐降低。加之生理功能的衰退，皮肤弹性会进一步降低，影响到皮肤的保护性生理功能，包括感觉、分泌排泄、吸收、呼吸和体温调节，进一步造成皮肤代谢的障碍，皮肤的组织萎缩，弹性降低，皮脂腺及汗腺分泌少，皮肤干燥，多皱褶，同时表皮变薄，对冷、热、痛、触压等的感觉功能降低，皮肤损伤后修复能力差。

一个人的健康状态能在皮肤上反映出来。甲状腺功能低下，会引起皮肤变干、变粗。肝、肾、肺部的疾病，慢性贫血，内分泌功能障碍，过度的疲劳，失眠，性生活没有节制等都会引起皮肤的早衰。如果加强皮肤的保养，就可以减缓皮肤弹性的降低，延缓皮肤老化衰老。

2. 保持皮肤的弹性，是中老年人皮肤保健的关键

(1) 睡觉不要将脸埋在枕头上

脸部经常长时间压在枕头上，可使局部皮肤组织细胞受到挤压，破坏肌肉韧性的统一均匀性。即使在打盹的时候，也不要将脸埋在桌子上，这种休息方法，对皮肤弹性有较大的损害。

(2) 不要在短时间内快速减肥

有些女子，尤其是中年女性减肥之后，皮肤弹性大大降低。这是因为在短时间内减去脂肪，皮肤细胞却不会减少，所以会出现皮肤垂皱，皮肤在这种情况下失去弹性，无论什么样的美容按摩都很难挽回。

(3) 不要吸烟

吸烟对皮肤的危害极大，会增加皮肤中的杂质，使脸上出现斑点，变得干枯，易于起皮，肤色不匀。抽烟时，含着烟卷的嘴唇要收拢，嘴唇周围一定会形成皱纹，唇膏渗进皱纹里，也会加深皱纹。在眼角和唇边形成深度皱纹，降低皮肤弹性。吸烟时的面部抽动，还可使肌肉内层的耗氧量增加，皮肤组织缺氧，可促使皮肤细胞早衰，继而造成皮肤弹性丧失。如果 1 天抽 3 支烟，那么 1 年脸部肌肉累计被牵拉高达 19700 次。吸烟造成的皮肤代谢紊乱，可使数以万计的皮肤细胞提前死亡。

(4) 慎重选择化妆品

人的皮肤呈弱酸性。有的化妆品则呈碱性，长期使用与皮肤相抵触的化妆品，会破坏皮肤的天然结构和性能，有时还可能导致细菌侵入，诱发皮肤炎症。长期如此，皮肤弹性会逐渐丧失。

(5) 需要加强水分和营养的补充

水对皮肤很重要。年轻时期，皮肤含水分比较多，正常情况下是10%～30%，所以脸上不易出现皱纹，当皮肤的含水量降到10%以下，皱纹就容易出现了。皮肤失水时，变得又干又紧，皮肤湿润时，既松软又柔嫩，所以要多喝水，一天8杯左右。为了保持水分，要少吃咸的东西。利尿物质对于皮肤是十分重要的，必须减少水分在细胞组织中停留的时间，促进水分在体内的循环流动，这样能排除杂质，保持皮肤的清洁与健康。

40～50岁以后，皮肤胶质及弹性蛋白减少，皮肤细胞再生能力减退。为增强皮肤新陈代谢，人的皮肤需要各种维生素和氨基酸。如果缺乏这些营养，可患各种疾病，使皮肤老化。如缺乏维生素 B_2 可引起脂溢性皮炎、毛囊角化；缺少维生素A可引起皮肤干燥、脱屑，长毛囊性小角刺，皮肤显得粗糙；缺乏维生素P，人体对阳光的耐受力降低，易患皮炎；缺乏维生素 B_1，有些人可出现面部浮肿或脚气。

如今人们有一种偏见，以为不缺吃、不缺喝就没有营养不良的问题，其实偏食就是个大毛病。要食用一些蛋白质比较多的食品，如肉、蛋、奶和豆制品，这样能使皮肤下的肌肉丰满并有弹性，防止皮肤松弛，推迟皱纹出现。人体皮下脂肪中含有一定量的不饱和脂肪酸，这是维持皮肤柔软和富有弹性的重要物质，但这种物质容易被氧化，产生过氧化脂，使皮肤衰老松弛，失去弹性。因此，必须多食用富含维生素E、抗氧化作用强的食物，如豆油、葵花籽油、花生油等。

(6) 高温时要防紫外线照射

农村许多中老年人常年在田间地头干农活，经常暴露在太阳下。重庆号称"火炉"，许多地方夏天气候炎热，阳光中的紫外线可使皮肤的弹力纤维损伤,使皮肤出现老化、变得粗糙,黑色素含量增加,是加速皮肤衰老的重要因素。热度也是皮肤的大敌,因为它会蒸发人体的水分,使皮肤变得干枯和衰老。最好的办法是避免太阳照射最强的时段(如正午)干农活或外出,室内可增加空气的湿度,在热源的附近放置水分调节器,或者在居住环境中种养一定数量的植物,它们能增加室内的湿度,降低温度。

(7) 保养皮肤的几种方法

①睡觉前,将小黄瓜切片贴在脸上,过几分钟拿下来,一个月您的脸就会白嫩。

② 睡前用化妆棉加上化妆水完全浸湿后,敷在脸上 20 分钟,每周 3 次,皮肤会水亮清透。

③出门前一定要擦隔离霜及防晒乳,回到家记得要马上卸妆。

④ 保持皮肤清洁,先用温水再用冷水洗脸,会让肌肤干净,毛孔也会变小。

⑤ 少吃油炸类的东西。晚上少喝水,白天多喝水。不喝酒,不抽烟,不熬夜。

⑥ 锻炼身体是保养肌肤的最好方法,锻炼能使心脏收缩,增加血液循环,使面部代谢旺盛,气色良好。

八、心理平衡是中老年人健康的法宝

前段时间在网上看到 2 条令人非常震惊的消息:有位农村老人,老伴病逝后,3 个儿子常年外出打工对他日渐冷落,老人形单影孤,寂寞难耐,觉得活在世上没意思,于 2009 年 3 月的一天上吊身亡。另一位中年农民,夏天带 15 岁的儿子到河里游泳,想到自己儿子会游泳,大意了,没有时刻盯住自己的孩子,结果孩子溺水身亡。这件事导致他非常自责,再加上家人也指责他，由于心理压力较大，没有及时得到心理疏导和进行自我调节，最后这个人出现了精神分裂症，整天疯疯癫癫将他儿子曾经使用的枕头当作自己的儿子抱着，见人就让人看他儿子。这说明农村部分中老年人的心理问题非常严重，然而心理卫生保健在广大农村并没有引起人们的重视。心理咨询在农村是一个空白，对农村中老年人进行心理保健知识宣传非常必要。

心理健康，是任何一个年龄段的人都必须十分关注的。对于中老年人来说，意义尤为重要。中年、老年这两个年龄段会面临不同的问题，都可能被一系列大大小小、深深浅浅的心理矛盾所困扰，或忧或怒或哀或悲，心理卫生与健康问题刻不容缓地摆在我们面前。对于中老年人来说，注意以下几点将有利于身心健康。

1. 心胸开阔，乐观豁达

“乐观”二字应成为中老年人精神生活的伴侣。要保持心理健康，首先要保持乐观情绪。一种美好的心情，比10服良药更能解除生理上的疲惫和痛楚。对于中老年人来说，尤其要做到：视觉里属于昨天的阴影不能太多，否则会使整个生活蒙上阴影，加快生理、心理衰老的脚步。所以，中老年人首先要做到乐观向上、笑口常开。

2. 热爱生活，知足常乐

知足常乐是中国古而有之的修身养性、延年益寿的思想，它提倡清心寡欲。这里，我们还应该指出，知足常乐固然好，相比较而言，更具现实意义的是知不足也乐，看到生活中许多不足之处，仍能直面惨淡的人生，并从中寻找到生活的乐趣，热爱生活，善于生活。努力找到生活中的真、善、美，这是中老年人在生活中必须注意的。

3. 适时适度，确立目标

心理学知识告诉我们，快乐是人生目的或愿望实现时感到的满足。的确，快乐不是无源之水、无本之木，快乐来自于生活，来自于工作。中年人应该根据自己的年龄、能力、身体状况，调整自己的理想、目标，要缩短理想与现实之间的差距，给自己树立起一个可努力达到的目标，并踏踏实实地一步步向前迈进。没有前进的方向和目标会使中年人碌碌无为，而理想目标不切实际则会使中年人产生挫折感和消沉情绪。对于老年人来说，同样也有一个确立生活目标的问题。就拿发挥余热来说，老年人要尽自己所能，发挥余热，寻找一个合适的位置，有一分热，发一分光，照亮一片地，充分感受充实生活的意义。如果老年人抱有年老无用的思想，则可能导致精神上的崩溃，危害身心健康。适时适度地确立生活目标对中老年人的心理健康大有益处。

4. 化解心理矛盾，善于自我调整

中老年人要善于自我调整情绪，化解心理矛盾。所谓自我调整，就是利用心理上的防卫机能去面对挫折，并用合理的方式为自己找到一个可以接受的理由，以达到稳定情绪、缓和心理冲突、适应环境的目的。常常采用以下几个办法：①宣泄法。将压抑在心中的愤怒和不快说出来，不把它锁在心中。忧愁和不快就如冰块，如放在冰箱中会越积越厚，放在阳光下，则很快融化。宣泄心中的不快，可以达到心理平衡的目的；②升华法。中老年人在遇到挫折和不幸后，要及时把自己的情感和注意力转移到有益的活动中去，使它升华到积极的方面，让更有意义的事占据自己的心灵；③自慰法。“人有悲欢离合，月有阴晴圆缺”，中老年人积累了丰富的生活经验，应懂得如何面对生活中的种种不如意的事情，积极安慰自己，尽可能朝好的方面去想，这对心理疾病的治疗是有一定效果的；④让步、忘却法。有时，让步也是一种较好的保护办法，遇事不必太精明，斤斤计较、寸土必争，这将有害于心理健康。学会有目的、有选择地忘却是自我调节的一种方法，忘记那些不愉快的、伤感的事，是为了不让记忆中留有太多的阴影和黑暗，以免造成心灵世界的窒息。

5. 加强人际交往，减少孤独

对中老年人心理健康影响最大的恐怕就是与世隔绝，把自己封闭起来，因为这样会加快老化进程。尤其是失去劳动力时，就等于失去了自己、失去了人生的目标、失去了身心健康、失去了经济独立，特别是失去了与家庭社会的联系，情绪压抑、苦闷、悲观，把自己关起来不出门，越这样就越失去了生活的勇气，甚至停止了作为一个真正的人的生活。这时候，实际上死亡就已经开始了，或者说已是部分死亡的活人了。只有走出家门，加强人际交往，才能找到生活的意义、生活的乐趣。

九、健康文明的休闲与娱乐方式

王家湾的张大爷，今年 62 岁，身体硬朗健康，就是有一嗜好，喜欢打麻将。一天下午，湾里的老王从外地回来，约了一些朋友打麻将，张大爷也随之而去。哪知老王教了新的玩法，张大爷玩上了瘾，上桌就坐了 4 个小时，晚饭后又继续打，大家打得正高兴，忽见张大爷晕倒在桌下，不省人事。大家急忙将张大爷送到了医院，经过医生的抢救，张大爷虽然醒过来了，但是半身麻木，瘫痪了。这是为什么呢？原来是张大爷打麻将精力高度集中，大脑长时间处于兴奋状态，又没有走动，血液不流通，以致血管阻塞，导致脑梗塞引起中风。

因此休闲娱乐是需要劳逸适度的。

现在我国已经步入了老龄化社会,中老年人是社会的主要成员,中老年人该怎样生活休闲,怎样才能给中老年人提供一个精神生活的家园,这已经成为一个不容忽视的社会问题。目前许多地方条件改善,农闲时节增多,休闲娱乐方式多样化,但不少人缺乏相关科学知识,如通宵达旦打麻将等,不仅未起到休闲娱乐使身心愉悦的作用,反而疲劳不堪有损健康。下面将介绍如何休闲娱乐更有益身心健康。

1. 休闲娱乐的意义与项目选择

休闲娱乐实为一种养生方法,是通过轻松愉快、活泼多样化的活动,运动肢体关节,锻炼大脑细胞,使人精神愉悦,摆脱烦恼,增强体质,提高文化艺术素质,从而达到祛病强身、养神健形、延年益寿的目的。

休闲娱乐活动的形式和内容是多样化的,可根据当地情况和条件,选择园艺、棋牌、书法绘画、吹拉弹唱、跳舞、垂钓等。

2. 休闲娱乐的注意事项

(1)娱乐不伤神

休闲娱乐的主要目的是陶冶情操,释放压力,恢复年轻活力,但玩乐过度,精力消耗过大,例如整夜打牌、长时间打游戏、听狂躁音乐、跳激烈的舞蹈等,反而会使体内的碳水化合物、维生素 A 消耗过多,造成疲惫乏力、视力下降、耳膜过度紧张、神经衰弱,有损健康。所以,娱乐应注意轻松舒畅和适可而止。

(2)娱乐应文明

娱乐的内容应该是有益身心、积极向上的,而不要把带赌博性质的活动当作娱乐,特别是麻将作为中国传统文化中的一个重要组成部分，具有集益智性、趣味性、博弈性于一体的运动魅力，及内涵丰富的东方文化特征。玩麻将既能锻炼思维，也是一种娱乐和精神享受。中老年人打麻将，可以打发时间，颐养天年，还能预防老年痴呆的发生。

麻将只用于娱乐是可以的，如果用来赌博，就会害死人。如果过于迷恋或变相赌博，那就完全失去了玩麻将本身的娱乐意义，凡事都应有一个度。现今打麻将没有输赢，不掏钱，没有几个人有兴趣和你打，但应以娱乐为主，不要超出自己的承受范围，不要沉溺于其中，影响到工作与生活。玩麻将时间过长会伤害身体，特别是有高血压、冠心病的中老年人长时间久坐打麻将，会导致病情加重甚者还会发生脑溢血或心肌梗死，从而把好事变成了坏事。

进行娱乐时应注意文明礼貌，而不要举止粗鲁或用投机技巧、欺骗要赖来破坏娱乐气氛。否则，本是大家在一起高兴玩乐，结果生了一肚子气，使大家不愉快，失去了娱乐的意义。

(3)凭个人喜好选择娱乐方式

参加娱乐活动时，要考虑到自己的性格、特长、爱好等，选择自己感兴趣和擅长的娱乐方式才能从中获得更多乐趣。如果勉强参加自己不感兴趣的娱乐活动，则会感到乏味无聊甚至厌恶反感。

① 玩——动静结合。在休闲娱乐中老年人还要掌握一些原则，做到动态休闲与静态休闲相结合。中老年人的休闲可以静养，种种花，看看书，写写书法，练练气功，打打太极拳，对中老年人的养生都大有裨益。动态的休闲，如：打球、跳舞、唱歌、爬山等对中老年人也同样重要。二者应该紧密地结合起来，即达到动静结合的目的。

② 动——持续适度有禁忌。适当的休闲娱乐是中老年人

身心健康的必要保证。但是生活一定要有规律，劳逸结合，防止因文娱活动所致过度疲劳而导致中风的发生。近年来，许多医学文献对中老年人运动都给予肯定与支持。适度的文娱活动可以促进血液循环，增强身体机能，预防疾病发生，使老年人能应付日常工作，而不觉得自己逐渐衰老，进而达到健康与快活的目的。但是，过量或不当的运动也可能会对中老年人造成伤害。据美国《内学》期刊上的一项研究显示，每天慢走半小时，有益心脏，能让我们的平均寿命增加 3 年。研究人员对美国波士顿郊区的居民进行了长达 40 年的研究。结果发现，每天运动的人，在生命最后的几年里，极少患上心脏病，而每次走 30 分钟，每周走 5 天甚至更多的人，心脏功能更好。

③ 多——休闲的多样性与稳定性的统一。休闲的多样性要求中老年人敢于尝试新的休闲娱乐方式(如没上过网的学上网，没画过画的学画画)，让大脑能够接受一些新的刺激。这样，不仅可以得到意想不到的满足和收获，而且可以延缓衰老。而休闲方式的稳定性则会让中老年人感到从容和舒适。

十、和谐的性生活是中老年人幸福的润滑剂

69 岁的陈大爷说，我现在依然觉得自己身体还很硬朗，性欲跟以前比没有太大变化，我每周都还想有 1 次性生活，但每当我向妻子提出后，她总骂我“老不正经”，之后就是无言的结局了。妻子自从绝经以后就很害怕做这种事情，而且，随着年纪增长，反倒觉得性生活是羞耻之事，以致她越来越厌恶做这种事。我们一直无法协调好，现在闹得夫妻分房睡，夫妻关系也越来越淡漠，经常为一点小事吵架，更别提过性生活了。

性生活是中老年人生活中不可或缺的内容，人的性活动不仅

是一种正常的生理及心理行为，也是健康的标志之一。保持适度的性生活，实际上有益于健康长寿。中老年人有正常而持久的性功能，这是健康长寿的好预兆。国内的资料表明：一些恩爱的老年夫妇，性生活能保持到70～80岁，个别男性到90岁仍有性能力。那些过早结束性生活的中老年人，衰老会明显加速。

然而，人们往往对于中老年期的性问题有偏见。中老年人本身也由于传统观念的影响，认为无性的生活是理所当然，觉得谈论性问题是“不正经”。上海刘达临教授曾做过的一项《全国性文明》调查显示，中国女性51岁以后停止性生活的，城市占35.3％，农村占58.3％；中国男性51岁以后停止性生活的，城市占56.8％，农村占80.6％。专家认为，中国中老年人停止性生活的时间太早了。所以，探讨中老年期的性问题，在全社会对中老年人的性需求树立一个正确的认识，对于维护中老年人的身心健康是必要的。只有这样，中老年人才有可能去享受他们应有的性爱。

1. 中老年人性生理的变化

人的性衰老与身体其他器官衰老一样是自然规律，谁都不可抗拒。随着年龄的增大，中老年人生殖系统开始逐渐老化，在性交过程中的各种反应，已明显低于青年。在性欲的启动、阴茎的勃起、高潮的到来、射精等方面，一般都比自己年轻时来得迟缓，性交时间较年轻时延长，同时射出的精液量也减少，性交次数较青年时减少，在性交以后可能出现身体疲乏无力、头昏脑涨、腰酸腿软等表现。现将中老年人性生理变化介绍如下。

(1)中老年女性的性衰老

现在，很多农村中老年夫妻都有这样的困惑：许多老先生诉说老妻“不解风情”。由于社会、历史、传统文化等的影响，许多妇女在中年就逐渐停止了夫妻间的性生活，由此而使中老年夫妻感情受到影响。究竟是哪里出了问题呢？其实，事出有因。让我们首先来了解女性进入中老年时期的一些生理变化。

中老年女性的性机能逐渐衰退，主要是由于进入中老年后卵巢功能从衰退到停止，雌激素减少所致。女性雌激素水平的下降给这一时期女性生殖器带来了种种变化，尤其是女性阴道黏膜的萎缩和阴道壁弹性的降低，使性交时阴道润滑不足而导致8%～30%的绝经后妇女出现性交疼痛。还有部分性交后出现小便烧灼感，这是因为阴道壁变薄，不能保护膀胱，从而膀胱和尿道易受刺激的缘故，这种不适可延续到性交后数天。再者，性器官的萎缩、分泌物缺乏，也会出现性交疼痛，甚至难以完成性交，从而影响性兴趣。

但是，这样并不会剥夺了她们的性权力。如果妇女有良好的健康状况，那么衰老并不意味着性欲的必然减退和获得性高潮能力的丧失。较多的中老年女性，希望更多地得到性交以外的性敏感区的爱抚。有不少绝经后的妇女，由于无受孕的忧虑，消除了以往的紧张情绪，从性欲萌动到性高潮出现频率，甚至比绝经以前来得迅速而猛烈，个别女性还在性生活中充当主角。

（2）中老年男性的性衰老

通常男性并不存在与年龄有关的生育力停止的界限，男性体内的雄激素并不像女性雌激素那样明显减少。其实，男性40岁开始出现性功能减退，较女性发生得早一些，但是，男性性功能衰退的进程较慢。进入中老年期的男性对性刺激的敏感度降低，性唤起时间延长，阴茎勃起的硬度降低，射精的强度减弱，射程远不如年轻时。性交后不应期（男性在射精后生理上表现出不能再次射精的间隔时期）也相应延长。中老年男性因精液分泌量减少，不是每次性交都能射精，这是正常现象。部分中老年人受“精液宝贵论”的影响，能射精而又总是有意抑制射精，造成性交中断，从而使男性生殖器和盆腔的充血不能及时消退，大脑皮层和脊髓长时间处于紧张状态，让男性不易平静，容易出现极度疲惫的感觉。如果的确在性生活后感到十分疲劳，那么应及时调整性生活的次数，而不是抑制射精。

当然，不同的年龄、不同的性别，性的具体表现形式会有所不同。一进到中老年期，从某种意义上讲，中老年人性生活的方式转向了另一类同样丰富多彩、具有生气的形式。我们需要对这个人生新阶段的性生活有新的认识、新的了解。要知道，衰老并不意味着性欲的必然丧失和性生活的终止。

2. 中老年人性心理的变化

张医生每月的第一个星期三晚上会去进行婚恋家庭及性心理方面的咨询，目前已坚持6年。在老年咨询者中，有相当一部分人出现过性焦虑。有一位60多岁的老先生诉说，自从有了第三代以后，因住房拥挤，他和老伴只得分开居住，一分就是4年。在想老伴的时候，他只好趁白天家中无人的时候去。有一回被媳妇撞见，还遭受责怪：您都60多岁的人了，孙子孙女一大群，别让人说你老不正经，让我们脸没处放。老伴羞愧得无地自容，再也不肯“幽会”。老先生气愤地说，“我们是合法夫妻，有什么见不得人的？”咨询者中，另一位备受压抑的老人难过地说：“真是活受罪，退休后，她就和我分了床，还警告我：你再胡思乱想，就把你‘阉割’了，有时干脆气我：别烦我，你还不如到外头再找一个呢！”

中老年人对性的渴望是羞耻的吗？为什么他们的一些举动就被当作是“老不正经”和“走火入魔”呢？对于很多中老年人不能过正常的性生活，究其原因，受着多方面因素的影响。

首先，传统观念、封建意识和社会舆论等均给中老年人带来极大的性压抑，“性即是生殖”“无欲则长寿”“从一而终”“纵欲伤身”等等这些观点都束缚了老年人的性活动。很多人还认为性是淫秽的、下流的，也有不少人把性器官称作“耻部”，认为是不干净的。中老年人往往还要在子女面前显示自己的“圣洁”，进一步导致性欲减退。其次，还存在多方面的不良心理。随着年龄的增加，中老年人开始出现衰败、羞耻、恐惧进而禁欲的心理。有许多中老年人总认为，自己老了，这方面不行了，错误认为性功能已丧失，性能力减退，使性生活兴趣降低，这在女性中尤其突出。再者，也有些中老年人患病（如高血压，冠心病等慢性病）造成心理负担过重，对性产生恐惧，怕加重病情而回避性生活。

中老年人的性活动一向是个被人忽略的领域，性被视为年轻人的活动，无论是年轻人还是中老年人自身都以为它是不重要的，甚至是羞愧的事。在某种意义上说，中老年人也是一个“弱势群体”，他们的生活常常要受到家庭内、社会上年青一代的影响。因此，中老年人首先要树立新观念，活跃的性生活，对中老年人来说，是正当需要，既有利于提高中老年人的生活品质，也有延年益寿的功效。家人应给予理解、支持和帮助。

3. 中老年期的性行为——选择适合的，才是最好的

(1)性行为的方式

“很多时候，我只想他抚摸我，而不是进行性交，但是，他却认为不性交就不需要抚摸我，所以，我常常感觉到肌肤的饥渴而导致心

情不畅，由于得不到应有的爱，感受不到温情，我不到40岁就开始了月经不调，43岁就已绝经了，现在的我，简直是度日如年，没有一天是高兴的。”我想，很多中老年女性都曾有过这种想法。也许有时候，你的一个小小的拥抱就能让她得到“性”福。

常说“少年夫妻老来伴”，青年人多为“性恋”，进入中老年期就应该是“伴恋”。频繁的性生活维持到男60岁、女45岁，以后逐渐减少。中老年夫妇风雨同舟数十载，性生活体验已逐渐升华为性伴恋和性情感交流；加之子女已自立，中老年夫妇的性爱生活在时间和空间上都拥有比青年夫妻更多的优势。因此，以性伴恋和性情感交流为主要内涵的性爱生活，如边缘性行为等，即通过拥抱、皮肤接触、爱抚和语言倾诉来完成的性行为，已成为中老年夫妇生活的重要组成部分，手淫可能是部分体弱多病或丧偶等特殊人群的性生活方式，即兴做爱是中年夫妻性情感交流的一串浪花。

其实，生活中还是有很多方式可以满足中老年人的性需求，选择合适的才是最好的。

(2) 中老年人的性交体位

人类的性交目的更多地是为了性享受，中老年人没有生育的需要和担忧了，更可以充分地享受性。性交体位多种多样，没有哪一种固定的体位能适用于所有夫妇，因此双方应有一个摸索和不断调整的过程。此外，经常变换多种性交体位也有助于提高夫妻间性生活质量，增进双方的亲密情感。一般体位都特别提倡男方主动，但需要女方配合，否则会显得女方过于被动。性学家特别提倡女上位，它有助于调动女性的主观能动性，也有助于双方保持更直接的接触。

中老年人特别要根据身体的健康状况选用对双方更为有利

的体位，尤其是能保护有病或体弱一方的体位。例如：男上式是最普遍采用的体位，适合女方体弱或有病的老年妇女；女上式适合男性患病者，或女方不易达到性高潮，或男方勃起不坚挺、早泄等情况；侧位性交适合男女双方均不宜用力者，其中可以平行左侧或右侧；肥胖者可采用对侧仰卧、双腿交叉，达到性器官接触完全并省力。

总之，性交姿势各有所长，重要的是要有互相配合、宽容、积极的态度。

4. 常见的中老年期性问题的处理——理性认识，客观对待

(1)中老年男性与性有关的常见疾病

老王今年55岁了，是个乡办公司副总经理，妻子48岁，是个业务经理。最近他到门诊就诊，自诉近1年来公司事务繁重，两人经常出差，有时1个月都不能见上一面，即使同时在家，自己的性欲很低，每次性生活都草草了事，每次性交都不够1分钟，“不举”成了他的噩梦。有一次夫妻俩去休假，在休假的1周性交2次，妻子想再要时，他已经心有余而力不足了，近期他还出现了一些尿频、尿急、尿痛的症状，这使老王感到很郁闷。

像老王这样的案例在门诊很常见。在中老年男性中与性相关的疾病最常见的就是勃起功能障碍和前列腺疾病，让我们一起了解其中主要的原因及治疗方法。

①阳痿(勃起功能障碍)：除了少数慢性病患者和生殖器官器质性疾病患者以外，大多数中老年人阳痿与性生活次数减少、心情压抑或思想保守有关。玛斯特斯和约翰逊的调查发现，老年男子31%患阳痿，其中13%为原发性，87%为继发性。由于

丧偶或妻子长期患病，长时期无条件进行性生活的男子，性功能出现“废用性衰退”。治疗方法主要有心理治疗、阴茎海绵体药物注射、口服药物。其中西地那非（伟哥）副作用小，对于无严重心血管疾患的中老年男子阳痿治疗效果好。

②前列腺疾病：对 50 岁以上男性，前列腺增生和前列腺癌是他们易患的与性生活密切相关的疾病。这两类疾病虽然病因还不完全明确，但是，确与老年人性激素分泌失调有关。前列腺增生症主要采取经尿道的微创手术治疗，对老年男性性功能的影响较小，在疾病康复后很多男性可以恢复性生活。而前列腺癌采取根治手术和放疗等方法，甚至切除睾丸以减少雄激素对前列腺癌的促进作用，因此中老年男子可能完全丧失性功能。

（2）中老年女性与性有关的常见疾病

48 岁的李阿姨在门诊咨询时说道：“我已经绝经 5 年了，自从绝经以后，自己在性生活时常常处于被动状态，并且很多时候对丈夫的要求都敷衍了事或是找借口推脱，这使得夫妻为性生活的事情经常闹矛盾。丈夫总以为我对他有什么意见，或是我有什么不轨行为。其实，我是觉得自己每次性交过程中阴道感觉很疼，久而久之，就开始畏惧性交，感觉也没多大的‘性’趣了，以致现在性生活如此糟糕。”

从案例中我们知道，生活中像李阿姨这样的情况在绝经期妇女中很常见，她们的性问题有两个：一是插入时性交疼痛，二是性欲减退。调查表明，在我国，很多女性到了中年就出现明显的性欲减退和阴道分泌物减少。绝经后的女性不仅觉得自己精力不如以前，每逢老公要与自己亲热时，还会产生反感，因为阴道变得干涩、狭窄，性生活给自己带来的只是疼痛和痛苦。看到丈夫失望的目光，回忆夫妻间曾经拥有的美好时光，很多女性朋友都颇感遗憾。她们往往需要得到医务人员的关心和帮助。如何帮助遇到困难的老年妇女呢？首要的是要抛弃错误的性观念，要懂得性爱生活对于中老年人的积极意义，不要“自动放弃”；绝经后妇女可以在医生指导下补充雌激素来改变生殖器官的萎缩状态，以增加阴道上皮的厚度和弹性，增加阴道分泌物，以减轻或消除性交疼痛。除了改善局部状况，雌激素还具有增进性兴趣和性满意程度的作用，使妇女的性功能得到全面改善。但注意在决定使用雌激素替代疗法之前，需要医生对使用激素的风险进行评估，不能盲目使用雌激素。

5. 中老年期性保健的注意事项

(1)饮食调配合理，提高性能力——适时给身体充电

女性进入更年期要多吃豆类食物，大豆内含有黄酮类物质，俗称植物雌激素；而男性可多吃西瓜、番茄、胡萝卜等食物。男女双方宜多食含丰富维生素及微量元素的食物。水果、植物种子、动物内脏含有胆固醇和维生素 A、维生素 E，对延缓衰老、避免性功能衰退有良好作用。中老年人更应注意微量元素的补充，如体内缺锌，则会影响性欲，导致性功能低下。男性应戒烟限酒。特别是过度吸烟，每日连续吸烟 10 支以上，可导致性功能降低。过度饮酒或长期嗜酒，会导致血管硬化，阴茎血流量不足，造成勃起障碍。

(2) 注意疾病对性生活的影响——适时适度，保证“性”福

71 岁的张先生近日到医院要求医生给他开几粒“伟哥”。他说，他的第二任妻子比他小 20 多岁，他们还保持性生活。最近，他发现自己不能勃起，所以才来看医生。张先生自诉有高血压、糖尿病，医生虽然可以解决勃起功能障碍(阳痿)，但不能排

除因性生活带来的风险。

大部分人步入中老年之后，的确会出现性功能减退现象，加上患有其他慢性疾病，进行性生活风险更大，就更增加了中老年人的躯体和心理负担。所以，中老年人对性事要顺其自然、量力而行，既不要逞强好胜不服老，也不需要压抑。但不是所有慢性疾病患者都可以过性生活，也不是任何时候都适宜。这就对一些患有不同慢性疾病的中老年人有不同的要求，在性生活时必须注意一些重要事项：血压平稳的中轻度高血压、病情较稳定的冠心病患者可以适当过性生活，如在性交中或性交后出现胸闷、心悸或呼吸困难，就不能进行性交活动；一旦出现这种情况也不宜在性交前用药物来预防，应等病情稳定后再过性生活；一些伴有多种并发症或是急性病的患者尽量不过性生活，因为性生活过程中，人体处于极度兴奋状态，血压可进一步升高，呼吸、心率加快，心脏负荷加重，影响心肺功能，严重时容易诱发脑血管意外、心肌梗死。当然，这并没有很绝对的分界，很多时候可以咨询专业医生来解决问题。

(3) 注意性器官卫生——呵护多一点，“性”福多一点

女性阴道口距离肛门很近，对生殖系统的卫生是一种威胁。虽然女性具有一系列自我保护能力，但中年妇女特别是进入更年期后，女性由于雌激素减少，自身的保护作用减弱，阴道口已不能紧闭，前后壁黏合不紧，子宫内膜不再周期性脱落，使过去有力保证阴道内清洁和卫生环境的能力下降。老年妇女还会发生外阴和阴道萎缩，阴道弹力降低，分泌物减少，酸度下降，碱性增强，容易发生裂伤和细菌繁殖而引起感染。因此，中老年妇女更应重视内、外生殖器的清洁卫生，防止细菌侵入引起炎症，特别是各种性传播疾病。应早晚清洗外阴一次，勤换内衣裤，避免

使用带刺激的清洗剂或药物，不必做阴道冲洗。有异常时应到医院检查，医生根据检查结果，有针对性地给予科学的治疗。在性生活时，如果水性润滑剂不能提供足够的润滑，那么采用油性润滑剂将成为必不可少的治疗措施。

农村妇女的自我保健意识比较薄弱，再加上条件受限，没有养成每天清洗外阴、更换内裤的习惯，外阴很难保持清洁。在性生活前夫妻双方大都没有清洗外阴的习惯，部分农村地区卫生条件较差，不方便洗澡，不洁性交可以直接把病原体带到阴道内引起炎症，不少泌尿道感染和妇科疾病都是由于性交引起的。曾报道某地农村，长年不能洗澡，许多妇女患有盆腔炎、阴道炎、宫颈炎等。因此，特别强调性交前后男女双方都要洗澡，没有条件者至少要清洗外阴，防止因性交造成感染，留下终身病痛。另外还要注意清洗器具的选择，如没有条件洗淋浴，每个妇女都应该有专门的洗下身的盆，这样可以避免其他的细菌进入阴道。主张用温开水作为清洗液，因为水经过煮沸后已经消毒了。另外，经期最好不用盆盛水清洗下身，这样做容易造成感染，经期的卫生用品要选择经过严格卫生消毒的产品。在三期（月经期、妊娠期和产褥期）严禁性生活，三期同房也容易造成盆腔感染。

进入中老年期后，虽然性器官在逐渐萎缩，但在性活动方面保持积极的态度和良好心情，保持规律、健康的性生活，对身体健康、精神愉快、家庭和睦以及预防泌尿生殖道萎缩都具有重要意义。

第三章 如何度过更年期(围绝经期)

这是一个有关更年期的真实故事:她今年49岁,20多年的婚姻,我们夫妇共同经历了风风雨雨,一直都彼此包容,相互信任,恩恩爱爱,相敬如宾。前段时间她反复讲,不知怎么回事,经常感到心烦,脸和颈部一阵一阵发红,全身发热、出汗,连衣服都汗湿了。有时还出现心慌,胸闷、心前区痛,到医院检查并未发现明显异常。突然某一天她性情大变,或郁郁寡欢或暴跳如雷,任何一件鸡毛蒜皮的小事都可以升级为一场大吵大闹,她整天骂骂咧咧没完没了,真不可思议!她甚至怀疑我有其他女人,有时还悄悄翻看我的手机,见我和女性通电话,就无名发火。我感到很纳闷,呵护了半辈子的夫妻感情,在一次又一次的吵闹中遍体鳞伤,她到底怎么了?我找乡卫生院咨询,医生讲可能是更年期综合征。我不明白什么是更年期,为什么更年期会这样呢?女性该如何度过更年期呢?家人该怎么办呢?

一、什么是更年期

从青春期开始,妇女的一生会经历第一次的月经(初潮),也都会经历生命当中最后一次的月经就是绝经。绝经是重要事情,它意味着妇女的月经及生育功能的终止。一般公认月经停止1年以上才能确定为绝经。据统计,我国平均绝经年龄:农村女性为47.5岁,城市女性为49.5岁,多为45~55岁。

更年期(围绝经期)是女性卵巢功能从旺盛状态逐渐衰退,直至完全消失的一个过渡时期,包括绝经和绝经前后的一段时间,每个女性更年期持续的时间长短不一样。近年来,由于生活节奏快、工作压力大,许多女性进入更年期有提前趋势。

在更年期,90%以上的妇女都会出现不同程度生理和心理的变化,影响个人健康和生活质量。多数妇女能够平稳地度过更年期,但也有少数妇女由于更年期生理与心理变化较大,被一系列症状所困扰,影响身心健康。因此每个到了更年期的妇女都要注意加强自我保健,保证顺利地度过人生转折的这一时期。

二、更年期有哪些表现

在更年期会出现一系列症状,但并不是所有妇女在更年期都会出现症状,只有10%~30%的妇女主诉有症状而需要治疗。一般绝经早、雌激素减退快(如手术切除卵巢)以及平时精神状态不够稳定的,较易出现症状,且程度往往较重。这些都是由于四五十岁时卵巢激素水平不稳定造成的。在更年期的妇女常常出现以下变化。

1. 更年期妇女月经变化

妇女进入更年期,卵巢功能开始衰退,首先是黄体功能呈进行性衰退,卵泡仅发育到一定程度,即自行萎缩,不再排卵;无黄体形成,表现为生育功能减退,但在卵巢功能衰退的早期,促卵泡激素分泌增多,黄体生成激素仍处于正常水平。由于体内性功能自身的调整作用,促卵泡激素可至正常水平,出现排卵性月经周期,因而偶有多年不孕的妇女,在绝经前期突然受孕。随着年龄增长,卵巢功能由不稳定到衰退,平衡失调,常常在绝经前出现月经不正常、月经周期紊乱、经期延长、出血不止等症状,而经前紧张综合征、乳房周期性胀痛、水肿及头痛等症状消失。一般从卵巢功能衰退至月经停止,月经变化的情况有3种:①稀发月经。月经周期间隔时间长,由20~30日变为2~3个月或更长时间行经1次。经量可正常或较前减少,间隔时间逐渐延长至4~5个月或半年才行经1次,以后则完全停止;②月经周期紊乱;③突然绝经。

2. 更年期综合征

更年期女性心血管系统的变化由血管舒缩功能失调所引起,常见的有以下症状。

(1) 潮热出汗

潮热也称潮红,一阵热感始于脸、颈、胸,然后延至躯干下部、四肢等,随后出汗。出汗后,热由皮肤蒸发,血管收缩,又可出现畏寒。有些人可在夜间发作,梦中惊醒,大汗淋漓湿透衣被,影响睡眠甚至烦躁不安。有的病人还可发生眩晕,常发生于体位突然改变时或伴潮热同时出现。耳鸣可突然发生或持续存在。

(2) 心血管症状

血压升高以收缩压升高为主,且波动较大。有人出现阵发性心动过速、心悸等心律失常。有些人可出现心前区紧迫感、胸部不适、心悸等与心绞痛发作症状相似,称为“假性心绞痛”。有些人可出现手指、足趾强烈疼痛、蚁走感,呈阵发性发作,寒冷季节可加重。有些人可出现下肢疼痛和间歇性跛行。

另外,女性在未进入更年期之前,体内的激素具有保护心脏的功能,因此女性患上心脏病的危险比男性低。但是,在进入更年期之后,女性患上心脏病的可能性就增大。如果有以下情况:身体超重,患有糖尿病、高血压、高脂血症等,吸烟,又有家族史(尤其在55岁之前),你应该找医生检查身体,排除器质性疾病。

(3) 精神、神经系统的改变

表现为易疲劳,记忆力减退,易激动,易发脾气,思想不集中,抑郁,焦虑,甚至有厌世感;失眠多梦,易惊醒,某些人可出现类似精神病样症状。大致可分为兴奋型和抑郁型。兴奋型:情绪烦躁、易激动、失眠、注意力不集中、多言多语、大声哭闹;抑郁型:焦虑、内心不安,甚至惊慌恐惧、多疑、记忆力减退、缺乏自信、行动迟缓，反应淡漠等。

(4) 骨及关节症状

更年期由于雌激素下降，骨质吸收加速，导致骨质疏松。另一方面，更年期妇女活动量减少，对骨骼机械性压力减弱，骨质吸收速度较骨的生长速度快，造成骨质疏松。临床表现为关节疼痛、腰背痛、腿痛、肩痛等，常伴有以骨脆性增加并易于骨折为特征的全身性骨骼疾病。更年期妇女往往有关节痛的表现，一般多累及膝关节。

(5) 其他症状

食欲不振，消化不良，腹泻，腹胀，嗝逆，疲劳，浮肿。皮肤皱纹增加、弹性消失、色素沉着，毛发分布改变，上唇上方轻度胡须，轻度脱发等。此外，更年期的女性还容易出现阴道分泌物减少、干涩、瘙痒等不适，以及性欲减退、性生活困难、性生活疼痛等表现。由于阴道局部抵抗力降低，易引起细菌感染导致炎症。当炎症累及尿道口时，则可出现尿频、尿急、尿痛等尿路感染的症状和体征。

三、怎样度过一个健康快乐的更年期

1. 以积极的态度度过更年期

妇女进入更年期后，一切组织器官，包括大脑在内都会从形态到功能逐渐发生退化，表现出人体各种功能和对内、外环境适应能力的降低。人的心理活动是大脑的功能之一，大脑的衰老也会表现为心理的衰老。所以一个人的衰老包括心理和生理两方面，而形态和功能的变化常常不是平行的关系。更年期妇女由于绝经的到来，植物神经功能紊乱，引起一系列症状。而积极的心理活动能影响大脑的生理功能，可推迟衰老的进展。有的人“心理年龄”大于“生理年龄”，表现为未老先衰；有的人“生理年龄”大于其“心理年龄”，表现为“老当益壮”。因而进入更年期出现的一些症状，在妇女中存在很大的个体差异。上述更年期妇女心理活动的特点提示，可以通过积极的态度和自身的努力而顺利地度过更年期，并且可以使自己的“心理年龄”大大小于“生理年龄”，从而推迟衰老，达到延年益寿的目的。要做到这一点，须注意以下几个方面：①科学地安排和正确对待日常的一切活动，如坚持锻炼，保持生活规律化和良好的习惯，保证充足的睡眠等；②注意合理膳食；③学会情绪调理，注意情操的陶冶等。

2. 更年期综合征的治疗

(1) 心理治疗

更年期妇女要充分了解此时期的各种变化为正常的生理反应，消除无谓的恐惧与忧虑。同时应使家人了解更年期妇女可能出现的症状，在发生某些神经功能失调症状时能给予同情、安慰与鼓励，使其能乐观、顺利地度过这一时期。

(2) 一般治疗

症状轻者不需药物治疗即可逐渐消除。必要时服用适量镇静药物，如溴剂、苯巴比妥、利眠宁及安定等。谷维素能调整间脑功能，有调节植物神经功能的作用，每次口服 10～20mg，每日服 3 次。

(3) 激素治疗

由于在更年期出现的一系列症状都是由于卵巢功能减退，雌孕激素水平失衡、波动、紊乱造成的。因此，通过适当地补充性激素来缓解症状是帮助更年期妇女度过更年期的最有效措施。研究表明，恰当的性激素替代治疗可以改善绝经引起的一系列症状，改善泌尿生殖道萎缩，改善骨质疏松。还可以预防老年痴呆，对预防结肠癌也有一定作用。雌激素和孕激素联合应用不会增加子宫内膜癌的风险，如目前常用的利维爱等。

但是，性激素替代治疗也是有风险的，可能导致乳腺癌等。

大量研究表明这些风险远远小于不良生活习惯所带来的风险。因此,并不是所有更年期女性都需要进行激素替代治疗。只有出现了前面提到的明显的血管舒缩症状、神经精神症状以及泌尿生殖道萎缩、骨质疏松等情况时才考虑使用。而如果有子宫肌瘤、子宫内膜异位症、未控制的糖尿病、严重高血压及乳腺癌家族史的更年期妇女则需要慎用。如要应用激素治疗,一定要在专业的妇科医师指导下使用。

(4) 中医药对更年期综合征的治疗

中医治疗更年期综合征,主要采用辨证施治的方法,医生会根据不同的症状用药。

简易食疗:① 首乌黑豆汤:首乌 15g、黑豆 100g、红枣 20 枚,煮排骨汤。② 莲藕胡萝卜汤:莲藕 300g、胡萝卜 100g、郁金 15g,煮排骨汤。

处于更年期的朋友们,正是到了“知天命”之年,事业有成,不乏成熟的魅力,只要正确看待更年期,以乐观的精神积极面对,就可以安然度过人生的这个重要的转折时期,享受后半生的大好时光。

第四章　中老年人的健康体检

一、人到中老年的危险信号

中老年人由于新陈代谢变得缓慢，身体机能也在无情减退，各种疾病会悄悄侵入，影响健康的危险信号也开始出现。出现以下危险信号时千万忽视不得，一定要早诊早治，以免贻误时机。

1. 便血

粪便混有血液或呈血样便，称为便血。可以是鲜血，也可能呈柏油样便。粪便中含有肉眼观察不到的血液，而用化学方法才能检出的，称为粪便潜血。便血常是许多疾病的早期信号或主要表现。

(1) 哪些原因可引起便血

最常见的便血原因是消化道出血。一是上消化道出血，是上消化道疾病（如胃十二指肠溃疡出血、胃癌、肝硬化等）引起的。这种便血是由于血在肠内停留的时间较长，血液经过长长的腔道发生了性状的改变，红细胞被破坏，血红蛋白在肠道内与硫化物结合形成硫化亚铁，故粪便呈黑色而不是真正的鲜血，就像铺公路用的沥青。二是下消化道出血，大多数是肠道疾病引起的。比如：痔疮、肛裂、结肠及直肠癌、痢疾、肠结核等，出血量多时便血呈鲜红色，若在肠道内停留的时间较长，则可为暗红色。

阿米巴性痢疾的粪便多为暗红色果酱样的脓血便；急性细菌性痢疾为黏液脓性鲜血便。还有一些全身性疾病，也会引起便血，如败血症、白血病等，除了便血还有发热、全身出血等症状。便血是很多疾病的前期症状，通过了解血便的性状、量和颜色，可初步了解疾病的来源。

(2) 出现便血该如何处理

如便血量较大，或便血伴有头昏、心慌等症状，均应及时到正规医院就诊，否则会贻误治疗，出现失血性休克甚至危及生命。遇有便血时可采取以下处理措施：① 保持生活的规律性，少吃刺激性大和生、冷的食物，特别忌烟、酒，以减少对消化道的刺激；② 适当食用具有清热、滋润营养胃肠黏膜、通便止血作用的食物，如：芹菜、胡萝卜、苦瓜、香蕉、黑芝麻、白木耳等；③ 患有消化道溃疡者要留意大便性状、颜色、量的变化，便于及时发现便血；④ 若发现便血，并伴有发热、腹痛或里急后重等症状，应检查是否为痢疾等感染性腹泻，需到医院做化验大便等检查；⑤ 注意食用动物的血、猪肝等也会使粪便变成黑色，但和便血是不同的，不吃时粪便就不是黑色的了，清楚饮食情况可做初步排除，如不放心可到医院检查。

2. 血尿

血尿，即血混在尿液中随尿排出来，医学上称为血尿。血尿并不是都能用眼睛看出来的，出血量很少时肉眼不能察觉，只有把尿液离心沉淀后，用显微镜才能查出。如果每高倍视野多于5个红细胞，就叫血尿。用眼睛即可看出尿呈红色混浊时，说明每1000ml尿液中起至少有1ml的血。出现血尿时，病人可能没有其他症状，但千万不要麻痹大意，要查明原因，及时处理。

(1) 哪些原因可引起血尿

在正常情况下，尿里是没有红细胞的，或偶尔见到1个。往往在剧烈运动、重体力劳动或长久站立后出现血尿，但这些情况下血尿常常是很快就消失了。血尿是肾脏疾病常见的现象之一。各种类型的肾炎都能引起血尿，类似出血性膀胱炎的泌尿系统感染也可出现血尿；肾结石、尿道结石等泌尿系统结石病人一般在活动后疼痛时，发生血尿；肾结核也是血尿的常见原因；跌伤、挫伤、撞伤等外伤可引起肾和尿路损伤而出现血尿；药物性血尿，如使用卡那霉素、庆大霉素等药物有时也会引起血尿；中老年人血尿要考虑是否有泌尿系统的肿瘤。女性来月经时也可能因经血混在尿中出现假性血尿。

(2) 出现血尿该如何处理

出现血尿时，病人要卧床休息，尽量减少活动，请求医务人员帮助。血尿的病因比较复杂，应尽早到正规医院请医生检查以明确诊断，并进行相应治疗。如因泌尿系统结石引起，医生会根据结石大小选择排石、碎石或手术治疗；如因肿瘤或前列腺疾病引起，可采用手术治疗；如系感染引起则采用抗生素治疗等。

3. 心悸

心悸是指自己觉得心脏跳动的不适或心慌的感觉。心悸时心率比平时快些或慢些，也可出现心律失常；当心率加快时可感到心脏跳动不适，心率缓慢时感到搏动乏力。很多人一旦出现心悸，就以为自己得了心脏病，尤其是更年期妇女更多见。事实上，心悸并不能完全与心脏病等同，但应到医院做心电图等检查，看是否患有心脏病。

(1) 哪些原因可引起心悸

有的心悸是人体的正常反应，不是由疾病引起的，持续的时间不会很长，大多数无需处理。比如健康人剧烈运动、精神过度紧张、饮酒、喝咖啡、喝浓茶后，会产生心悸。一些药物也可引起心悸。这些情况只要消除相对应的诱因，心悸就能很快消失。

心脏神经官能症引起的心悸发作与精神因素有关，由植物神经功能紊乱所引起，伴有焦虑、耳鸣、失眠，体格检查和各种仪器检查未发现任何异常。

心悸持续存在，多数是心脏有病变的表现。如冠心病、心肌炎等，由于心跳过快、心跳不规则引起心悸。有些非心脏疾病，如发热、甲亢、贫血等，也可引起心悸。

(2) 出现心悸该如何处理

心悸发作时，不要惊慌，要保持情绪稳定，以免精神紧张加重心悸。消除可能引起心悸的诱因，如心悸仍持续的，应当立即卧床休息，并应到医院检查，明确病因后进行治疗。在治疗期间，一般以休息为主，等病情好转后，再逐渐恢复工作或学习。

4. 胸痛

胸痛是指胸部疼痛，为临床常见症状之一。胸痛可由多种疾病引起，常是许多疾病的唯一或主要表现。如胸部带状疱疹开始仅表现剧烈胸痛；胸痛可能是心绞痛、急性心肌梗塞的唯一症状。因此，一旦出现胸痛，应及早送医院查明原因，妥善处理。如中老年心肌梗塞引起的胸痛要立即抢救，延误治疗会带来生命危险。

(1) 哪些原因可引起胸痛

常见于心脏和肺胸疾病，如心绞痛、急性心肌梗死、肺炎、胸膜炎等。心绞痛多为心前区压榨样疼痛，舌下含服硝酸甘油或速效救心丸可迅速缓解。急性心肌梗死一般都有剧烈的胸痛，而且持续不能缓解，但中老年人可表现为不典型胸痛，如胸闷、左肩痛、濒死感等。有时心血管神经官能症也会有胸痛的症状，多见于更年期妇女，胸痛部位不固定，持续时间短（几秒钟）或特别长（几小时甚至几天），常伴有抑郁、焦虑，但经医院反复检查，均没有发现器质性心脏病的依据。胸痛伴咳嗽、咳痰、发热，多为肺炎、胸膜炎、肺结核等。肺部肿瘤也是中老年人胸痛常见原因，吸烟者更要注意。胸部带状疱疹可产生剧烈胸痛，开始可能查不出原因，几天后胸部沿肋间带状分布的成簇水泡出现，诊断即可明确。

（2）出现胸痛该如何处理

胸痛一般应卧床休息。由于胸痛的程度和原发疾病的病情轻重并不完全一致，而一般人难以判定不同性质的胸痛所代表疾病的严重性。因此，出现胸痛要及时到医院就诊，根据情况做胸片或心电图检查。若短期内胸痛明显加重、时间延长、发作频繁，舌下含服硝酸甘油或速效救心丸不能缓解，更应该引起警惕，这很可能是急性心肌梗死，应立即到医院就诊。对于心血管神经官能症引起的胸痛，在经医生全面检查排除器质性疾病的前提下，需要进行心理辅导，消除思想顾虑，积极进行运动锻炼。

5. 眩晕

眩晕多表现为病人感到自身或周围物体旋转、摇摆，产生浮动感、头重脚轻等感觉。睁眼时自觉周围物体沿一定方向与平面旋转，或左右摇晃；闭目时上述症状减轻。因此发作时病人常采取一定的体位闭目静卧，不敢转动。发作时常伴随恶心、呕吐、面色苍白、出冷汗、站立不稳等症状。部分病人还有明显耳鸣、听力下降等多种伴随症状出现。

（1）哪些原因可引起眩晕

引起眩晕的病因很多，前庭系统的病变是主要的原因，此类疾病见于迷路炎、中耳炎、前庭神经元炎、内耳眩晕症（又称梅尼埃病）等；中老年人常见椎基底动脉供血不足、高血压病、脑部肿瘤等。另外，一部分病人眩晕的病因是由前庭系统以外的全身系统疾病引起，如眼部疾病、贫血、感染等。

（2）出现眩晕该如何处理

出现眩晕，应及时到医院检查，查找病因。一般医生会量血压，做五官科检查等，必要时做 CT 或核磁共振检查。急性眩晕发作的病人，应静卧，避免光刺激，解除精神紧张。医生一般会根据病因作相应治疗，如为药物引起者应立即停用该药物；如为高血压病引起，应服用降压药；如为脑梗塞病变引起则应用改善脑供血的药物；内耳眩晕症引起者应用 654-2、脱水剂、改善脑供血等药物。

6．头痛

头痛是临床上最为常见的症状之一。头痛发作时还可出现恶心呕吐、眩晕等伴随症状。最重要的是查明头痛原因，然后根据病因确定治疗。

（1）哪些原因可引起头痛

引起头痛的原因有许多，如高血压，鼻咽部、脑部肿瘤，五官科疾病如鼻窦炎、青光眼等均可引起头痛。血管神经性头痛在临床上也较常见，病人多在紧张劳累等情况下发生。中老年人头痛较常见的病因是高血压病和脑肿瘤。

（2）出现头痛该如何处理

在没有弄清楚引起头痛的病因之前，切忌盲目服用止痛药。最好到医院诊治，诊断头痛是由哪些疾病引起的。如测量体温、血压，化验血液，必要时做头颅 CT 等检查。治疗应针对病因，如高血压病人应服用降压药，但药物治疗应在医生指导下遵医嘱服药。预防头痛要做到不吸烟，少喝酒，少熬夜，坚持运动，保持心情愉快等。

7. 咳嗽与咳痰

咳嗽是人体的一种保护性反射动作。通过咳嗽能有效清除呼吸道内的分泌物和从外界吸入的异物，保持呼吸顺畅。咳痰是借助于咳嗽将呼吸道内的分泌物排出。正常人呼吸道内有少量分泌物，使呼吸道黏膜保持湿润。当咽、喉、气管、支气管或肺部发生炎症或其他病变时，黏膜充血、水肿、分泌物增多，与吸入的尘埃、某些组织破坏产生的物质等混合形成痰。有些人也许认为，咳嗽与咳痰不少人都经历过，自己买点药吃就可以了。而实际上，许多人对咳嗽与咳痰的病因一无所知，他们常常随便买点药吃，多在吃药无效后才找医生，这种情况可能耽误治疗而发展成慢性病。

(1) 哪些原因可引起咳嗽与咳痰

咳嗽时没有痰或痰量很少，称为干性咳嗽，常见于急性咽喉炎与急性支气管炎的初期、胸膜炎、轻症肺结核等。咳嗽伴有痰液时称为湿性咳嗽，常见于肺炎、慢性咽炎等。

急性咳嗽，多由急性上呼吸道、气管或支气管的炎症引起。长期的慢性咳嗽，多见于慢性呼吸道疾病，如慢性支气管炎、支气管扩张、肺癌等。清晨起床或夜间卧床时咳嗽加剧，并继而咳痰，常见于慢性支气管扩张病人。中老年人咳嗽、咳痰不断加重，或伴有咳血或痰中带血，要注意是否患有肺结核或肿瘤。

(2)出现咳嗽与咳痰该如何处理

出现咳嗽、咳痰一般应到医院或社区卫生服务中心就诊，明确病因，及时对症治疗。医生一般会根据病情需要做X光检查、化验检查、痰培养等。已确诊的病人，在医务人员的指导下酌情用药。首先应根据病因治疗，如呼吸道或肺部炎症应用抗生素等。其次是对症治疗，如干咳无痰，可酌情服用止咳药物；如咳嗽伴咳痰，痰量多或不易咳出者，不宜用单纯的止咳药物，应配合必嗽平等药物祛痰，同时鼓励病人尽可能将痰咳出。平时注意休息、保暖和多饮水，劳逸结合，适当参加体育锻炼，增强体质。

8. 皮肤瘙痒

皮肤瘙痒症是中老年人常遇到的一大烦恼。主要表现为阵发性瘙痒，尤以夜间为重，一般在睡觉前脱衣服时瘙痒最厉害，难以忍受，强烈地搔抓，直至皮破流血有疼痛感才觉得瘙痒减轻。皮肤瘙痒在中老年期可由于皮肤干燥等原因引起，也常常是中老年人某些疾病的早期信号，此时如能尽早检查，不少疾病可以及时治愈。

(1) 哪些原因可引起皮肤瘙痒

瘙痒的表现及程度因疾病不同而不同。中老年人皮肤瘙痒可由以下原因引起：①皮肤水分减少，皮肤干燥，皮脂和汗液分泌减少；②某些恶性肿瘤和内科疾病的病人会因病情而表现为皮肤瘙痒，如常见的肝癌、胆管癌，人体的代谢异常如糖尿病等也可引起皮肤瘙痒；③生活习惯如饮酒，喝浓茶，喝咖啡，喜欢辛辣食物，穿着化纤、毛织品等；④在秋冬气候干燥时皮肤瘙痒症更明显，特别是洗澡过勤，用过多的碱性肥皂，破坏了保护皮肤的油脂，使皮肤更加干燥。

(2) 出现皮肤瘙痒该如何处理

由于某些中老年人皮肤瘙痒是某些疾病或恶性肿瘤的预

兆，千万不要大意，如未及早就医，可能失去早期治疗时机，造成肿瘤扩散。因此，患有皮肤瘙痒症的中老年人，应先找出原因，及时去除病因，同时治疗伴发疾病，如糖尿病、肝硬化、肾功能不全、肿瘤等，这是治疗本病的关键。

中老年皮肤干燥者，可以选用一些油性的润肤品保护皮肤，保持心情愉快，避免发怒和急躁；不吃或少吃易引起过敏或刺激性强的食物，如鱼、虾、蟹、辣椒等；应戒烟酒，不喝浓茶、咖啡；饮食宜清淡、易消化，多食新鲜蔬菜和水果，保持大便通畅；还要经常食用一些粗粮、豆制品和能够补充机体所需的维生素 A、维生素 C、维生素 E 及各种微量元素的食物，以保持皮肤的光泽滋润。

不要用太热的水洗澡，沐浴时水的温度以 35℃～37℃为宜；在干燥的季节减少洗澡的次数，从而减少因皮脂的丢失而加重皮肤干燥的程度；应减少洗澡的刺激，不可用碱性太强的肥皂；内衣宜宽大、松软，用纯棉织品或丝织品，避免贴身穿着羽绒、尼龙及毛织品衣服；被褥不宜太厚；尽量避免搔抓等。

二、中老年人体检的意义

随着人们健康意识的提高，不少人意识到了体检的重要性，体检已经是越来越多的中老年人谈论的话题。但有些中老年朋友认为，有病才需要到医院检查，我身体好好的，什么症状都没有，干吗还要进行健康体检呢？因此，有必要正确理解中老年人健康体检的意义。

1. 早期发现疾病，及时治疗

健康体检犹如汽车的定期保养，到了一定的公里数就要做全面检查和维护，这样才能保持良好的工作状态，如果等到出现故障再修理就为时晚矣。中老年人体检可以使很多疾病在没有症状时即在疾病的早期被检查出来，使其能得到及时、有效的治疗，从而避免严重的身体伤害及经济损失。许多疾病如癌症等当出现明显症状时才去检查治疗，可能已处于中晚期而无有效治疗办法，而体检发现的病例多为早期，是可以治疗的，不少还可以得到根治。

2. 针对异常指标，调整生活方式消除危险因素

有些疾病如高血压、高脂血症、糖尿病，即“三高”症，体检发现血压、血脂、血糖指标异常，可在专业医生的指导下，根据体检发现的问题，针对性地调整生活方式，改掉不良习惯，消除危险因素，非药物治疗即可恢复健康。“三高”症通过合理的饮食调节如低盐、低脂、低糖，多吃蔬菜，适量运动，戒烟限酒，保持乐观心情，即可使“三高”降至正常，促进身心健康。

如果要实现上述意义，健康人群每年至少要参加 1 次体检，如发现有轻度异常指标应在半年之内做单项重点跟踪检查 1 次。

三、中老年人体检应选择哪些项目

体检项目很多，不少人对选择哪些项目进行体检常常感到茫然。下面我们介绍一些常用的体检项目，便于中老年朋友根据自己的身体情况和经济能力综合考虑。中老年人的体检项目主要包括：测体重、血压；内科检查，含心肺听诊、腹部触诊肝脾等；胸部 X 线检查；心电图检查；血液生化检查，含血脂、血糖、尿酸、肝功能及乙肝三对（或两对半）；肛门指检；眼底检查；血、尿及大便三大常规；B 超检查，含肝、胆、脾、肾及男性膀胱、前列腺，女性子宫、附件等；女性乳腺及妇科检查；骨密度检查；肿瘤

相关普查，含甲胎蛋白、EB病毒抗体、TSGF、C-12蛋白芯片、癌胚抗原检测等。

四、体检的注意事项

为使检查结果客观反映身体状况，体检者需作适当准备。一般要求体检或抽血检查时，应处于安静状态，生活饮食处于日常状态。而运动、进食、饮酒、吸烟及姿势体位等均可影响某些检验结果。故做体检前，应注意以下几点：① 空腹：一般体检前一天晚餐后不再进食。但空腹时间并不是越长越好，一般空腹6小时以上即可，但血脂检查要求空腹12～14小时。② 食物：一般体检前不宜吃高脂、高糖饮食及酒类、咖啡、茶、可乐。③ 药物：如有可能，停服一切药物（包括保健药品）。④ 体检或抽血检查前，不宜做剧烈运动，并保持平和心境，不宜激动，体检前保证充足的睡眠。⑤ 女性作妇科检查或尿检时应避开经期，一般待月经完3天后才能进行。

五、体检的三大误区

目前，大部分人对体检存在误解，归结起来主要有3类。

误解一：平时感觉良好，就不用体检

这是完全错误的，因为疾病的发生发展是一个潜移默化的过程，尤其是有家族病史者，一些疾病的危险因子潜伏着，加上不良的生活习惯的作用，诸如高血压、冠心病、糖尿病等慢性病开始可能毫无症状。有的人表面上自我感觉良好，而体内潜伏的致病因素正在发展变化之中，待出现症状再进行治疗，常常已延误了时机。

误解二：身体健康，用不着年年体检

这也是错误的。我们要认识到自己的身体是一个动态系统，每天都在不停地发生着细微的变化。一次体检的结果并不具有长期的意义，甚至几个月内就可能改变。因为有些疾病的发展速度很快，而且症状不明显，让人很难察觉，待到察觉时可能已经错过了最佳治疗时机。因此，一定要坚持每年或半年定期体检。

误解三：体检发现小病不用太在意

这更是错误的。一般情况下体检后医生都要在体检报告上提示某些异常项目需要复查，或3个月或6个月之后做有针对性的检查。可是有很多人认为不是啥大病而不去重视，或因为工作繁忙忽略了复查，这是非常危险的。有些疾病在潜伏期或初发期可能查不出，或可能检查指标略有改变但还没有达到确诊的程度。一些不明显的异常指标可能就是大病的先兆，而复查就是针对异常指标的跟踪检查，从而达到早期发现和早期治疗的目的，因此单项复查是非常必要的。

第五章　中老年常见疾病的防治

一、老年性痴呆

随着人们生活水平的不断提高，老年人口数量的增加和所占比例的不断提高，老年性痴呆的发病率日趋增高，老年人脑健康问题也越来越受到社会的关注。据不完全统计，65 岁以上人群中患重度老年痴呆的比率达 5％以上，而到 80 岁，此比率就上升到 15％～20％。而老年痴呆病人的平均生存期为 5.5 年，使该病成为现代社会老年人的主要致死疾病之一。面对日益老龄化的社会，希望社会及家庭加倍关爱老年性痴呆患者。掌握早期老年性痴呆症状的识别，早就医早治疗，能改善症状，延缓病情的发展。

1. 什么是老年性痴呆

老年性痴呆（阿尔茨海默病）是指老年人的老化程度超过生理性老化，或过早老化，致使脑功能障碍，引起获得性、持续性智能障碍。

2. 老年性痴呆的表现

起病隐匿，早期症状是记忆力减退，人格改变，智力有所下降，空间定向不良，常有走丢、不识归途等现象发生或主动性减少，情感不稳，但日常生活尚能自理。进一步发展为认知功能减退，出现失语、失认，有时有意识障碍。生活起居已不能自理，常有不耻行为，伦理道德行为均可能有改变。甚有出现幻听、幻视、妄想、狂躁或抑郁等症状。晚期则全面智能障碍，卧床，无自主运动，缄默无语或言语支离破碎，生活完全不能自理。老年性痴呆的病程一般是5～12年。由于没有有效的治疗药物和手段，老年性痴呆逐日加重，最终因躯体合并症而危及生命。

3.老年性痴呆的防治与护理

目前没有特效药物，主要支持疗法、对症治疗，生活护理，预防并发症，可在医生指导下应用药物来改善症状。

(1) 怎样预防老年性痴呆

生活有规律，保证足够的睡眠，坚持午睡，看电视时间不可过长，有适度的性生活。避免吸烟和过度饮酒。日常饮食中吃大量蔬菜、植物油等含不饱和脂肪酸的食品，可以减少人们患老年性痴呆症的危险。蘑菇、鸡蛋、大豆、木耳等食物，对防治老年性痴呆均有一定效果。饮食均衡，品种多样化，保证蛋白质的供应，多食富含维生素、纤维素的食品，少吃动物性脂肪，饮食要低盐、低糖，控制铝的摄入。

要积极用脑，预防脑力衰退。一般连续用脑1小时后应休息15分钟。脑力活动多样化，如看书、下棋、做智力游戏等，或到老年大学去学习自己喜欢的科目，多参加户外活动。手的运动也很重要，常做一些复杂精巧的手工会促进脑的活力，做菜、写日记、吹奏乐器、画画等都有预防老年性痴呆的效果。对事物常保持高度的兴趣及好奇心，可以增加人的注意力，防止记忆力减退。老年人应该多做些感兴趣的事及参加社会活动，创造和睦的家庭环境，建议与子女同住，多与他人交流，保持良好的人际关系。避免过于深沉、消极、唉声叹气，要以开朗的心情生活。

(2) 老年性痴呆的护理

家属应了解安全和护理知识，如创造安静、舒适、安全的环境，室内空气新鲜，阳光充足；限制外出或陪伴外出，防止跌伤、伤人、玩火、噎食等意外发生；注意饮食，给予高蛋白、高热量、高维生素、低糖、低脂的饮食，以清淡、易消化、营养丰富的食物为主，饮食要适合病人口味，保证丰富的营养，品种多样化，以提高食欲，但应避免病人因健忘吃了再吃，饮食过度或不主动进食等情况；血管性痴呆者常伴有吞咽困难，进食时注意咳呛，不宜过快，防止食物误入气管，引起窒息；注意个人卫生，督促病人洗脸刷牙，经常洗澡，若不能自理，随时给予帮助，避免毛巾、擦脚布错乱使用；天气变化时，及时帮助其增减衣服，以及衣着的整洁，防止乱穿衣或倒穿、反穿衣裤等；老年人往往可出现其他脏器功能衰退或某些疾病，痴呆者因感觉迟钝，反应能力差，若不细心观察、多询问，不及时处理，将造成严重的后果。

二、血脂异常

随着农村经济的快速发展，农民朋友的生活水平也在不断地提高，原好发于大城市的血脂异常，现在农村也逐渐多起来了。为了让广大农民朋友更好地了解血脂异常，下面对血脂异常做一些简要的介绍。

1. 什么是血脂异常

人的血液里有一些脂肪，主要是胆固醇、甘油三酯，另外还有一些叫类脂的，总称为血脂。因脂肪不溶于水，血脂在血里也不能单独存在，必须跟一个蛋白质结合起来，结合蛋白叫脂蛋白，脂蛋白是一种特殊的蛋白，能跟胆固醇或者甘油三酯，或其他的磷脂结合在一起，在血液里流动。血脂异常指血浆总胆固醇、低密度脂蛋白胆固醇、甘油三酯升高和高密度脂蛋白胆固醇低下。

《中国成人血脂异常防治指南(2007 年)》中的血脂异常诊断标准为：血清总胆固醇(TC)＜5.18 mmol/L，低密度脂蛋白胆固醇(LDL-C)＜3.37 mmol/L，甘油三酯(TG)＜1.70 mmol/

L 为合适范围；TC 5.18～6.19 mmol/L，LDL-C 3.37～4.12 mmol/L，TG 1.70～2.25mmol/L 为边缘升高；TC≥6.22 mmol/L，LDL-C≥4.14 mmol/L，TG≥2.26 mmol/L 为升高；高密度脂蛋白胆固醇（HDL-C）＜1.04 mmol/L为减低，1.04～1.53 mmol/L 为正常，≥1.55 mmol/L 为理想水平。

2. 血脂异常的危害

血脂异常对身体的损害是隐匿、逐渐、进行性和全身性的。它的直接损害是加速全身动脉粥样硬化，因为全身的重要器官都要依靠动脉供血、供氧，一旦动脉被粥样斑块堵塞，就会导致严重后果。大量研究资料表明：血脂异常是脑卒中、冠心病、心肌梗死、心脏猝死独立而重要的危险因素；也是引起高血压、糖耐量异常、糖尿病的一个重要危险因素；还可导致脂肪肝、肝硬化、胆石症、胰腺炎、眼底出血、周围血管疾病等。

3. 血脂异常该如何治疗

(1)药物治疗

他汀类：主要针对的是高胆固醇、高低密度脂蛋白，常用的他汀类药物有辛伐他汀、洛伐他汀等，都需晚上 1 次口服，这些药物经过大量的临床实验，证实是很有效的。

贝特类：主要是降甘油三酯，常用的有非诺贝特、苯扎贝特。

其他：烟酸、深海鱼油、绞股蓝等。

应注意他汀类及贝特类合用时肌病及肝功能损害风险增高，因而一般不联合使用。

(2) 怎样看待降脂药物的副作用

他汀类和贝特类药的确有损害肝脏的副作用，但是它的发生率是很低的。他汀类降血脂药，使用后有 2%的人转氨酶升高，但是转氨酶升高一般都是 2 倍以内。转氨酶如在正常值的 2

倍以内一般没有大的问题，可以继续服用。有很多高胆固醇的病人常常伴有脂肪肝，服用了这些药，脂肪肝好转以后，肝功能还能恢复正常。常常是服药3个月以内，如果肝功能没有损害，就说明没有产生副作用；反之则表明产生了副作用。并不是说服药的时间越长，肝功能损害就越多。他汀的量跟肝功能损害有直接关系，量大损害就多，量少损害就少。中国人用辛伐他汀20mg或者40mg，损害也不到2%，跟降血脂的收益（因为降血脂以后，得到心脏、肝脏、肾脏、脑子的保护作用）相比较，这个损失是非常小的。所以不要担心他汀类的药对肝脏的损害而不敢服用。

(3) 对于调脂治疗的误区

误区一：认为化验数据正常就不用降脂治疗

化验单给的值都是指没有任何并发症的最大范围，完全正常的人应该在这个范围以内，但是在不同情况下，它的正常值是不一样的。例如部分患糖尿病、冠心病等的病人即使血脂在正常范围，也可在医生指导下服用降脂药物。

高血脂有没有危险性，要重点看胆固醇、低密度脂蛋白、甘油三酯这3个指标，一定要把这3个指标降到正常范围。高密度脂蛋白的检测值一定要高，低密度脂蛋白的检测值要低，因为高密度脂蛋白是保护性的脂蛋白，对身体是有益的，低密度脂蛋白则是有害的。

误区二：认为血脂降到目标值就不用再治疗

血脂都正常了，是不是不用服药了？如果血脂正常是服用了药以后降下来的，而胆固醇、甘油三酯这些低密度脂蛋白在不断地代谢生成，如果没有药物的话，完全可能再升高。因此用药量、停用药物的时间都要严格遵照医嘱。

误区三：认为他汀类药物有副作用，不能长期服用

他汀类药物可以长期服用。有很多高血脂的病人常常伴有冠心病，而有些冠心病患者做了支架或者搭了桥，对这类患者，降脂是终身的。因为降脂药物像他汀这类药物除了降血脂以外还有一个很重要的作用，就是保护心脏血管，使冠状动脉血管的斑块稳定，不至于被破坏。甚至有些软的、新鲜斑块可以抑制，不让它继续发展。

误区四：认为吃点鱼油和中药软化血管，降低血黏度，就可以不吃降脂药物

吃中药或者鱼油对预防血脂异常有一定作用，但是不能靠它来治疗冠心病，来治疗血脂异常。鱼油对冠心病和血脂异常有一定的预防作用，但不能当成主要的治疗药物使用。曾经有个冠心病人，把所有降脂的药全停掉了，用鱼油来代替，结果这个人发生了心肌梗死，这是很惨痛的教训。

4. 怎样预防血脂异常

饮食要规律化，不能偏食，什么都应该吃，饮食要均衡，切忌淀粉类、脂肪类食物过多。足够的活动量对中老年人来说对防治血脂异常是重要的，每天都要保持一定的运动量。对已患血脂异常者，尤其40岁以上男性、绝经后女性或者合并高血压、糖尿病、冠心病等危险人群，均应定期化验血脂。

三、高血压病

1. 什么是高血压病

我们通常所说的高血压病，是指原发性高血压病，即以血压升高为临床表现，伴有或不伴有多种心血管危险因素的综合征，简称高血压病。高血压是一个人为的定义，目前我国采用的高血压的标准为收缩压≥140 mmHg和（或）舒张压≥90 mmHg。

2. 高血压病的表现

许多高血压病患者早期常见症状有头痛、头晕、眼花、注意力不集中等。随着病程的发展,后期可出现心、脑、肾等器官损害的相应表现,如心脏在长期压力增高的情况下出现肥厚、扩大,引起高血压心脏病;人们常说的“中风”(包括脑梗塞与脑出血),就是由于长期过高的血压使脑血管发生缺血与变性。

高血压病的诊断必须以未服用降压药物情况下2次或2次以上非同日多次血压测量所得的平均值为依据。需要注意的是,并不是所有的高血压病患者都会有头痛、头晕等症状,相当一部分患者对长期升高的血压产生耐受,没有什么自觉症状,往往在体检时才发现,而此时部分患者已发生了靶器官的损害。因此,有意识地定期测量血压,是早期发现高血压的一个简单有效的方法。

3. 高血压病的危害

高血压病的主要危害包括:① 血压升高是我国人群脑卒中发病的最主要的危险因素。我国是脑卒中高发的国家,在控制了其他危险因素之后,基线收缩压每升高10mmHg,脑卒中发病的相对危险增高49%(缺血性卒中增高47%,出血性卒中增高54%);舒张压每增加5mmHg,脑卒中发病危险增高46%。② 血压升高是我国人群冠心病发病的危险因素。血压升高,不论是稳定的或不稳定的,收缩期的或舒张期的,在任何年龄,任何性别,都是冠心病发病的独立危险因素之一。③ 血压升高增加心力衰竭和肾脏疾病的危险。有高血压病史的人发生心力衰竭的危险比没有高血压病史者高6倍,而舒张压每降低5mmHg,可能使发生终末期肾脏病的危险减少1/4。

4. 患了高血压病该怎么办

高血压病患者应学会自我管理，定期测量血压，每周至少1次；最好自备血压计，必要时自测；在医生指导下按时服药；注意劳逸结合；血压波动及出现其他异常情况应及时就医。

（1）高血压病患者的非药物治疗

非药物治疗包括改善生活方式，消除不利于心理和身体健康的行为和习惯，减少高血压病以及其他心血管病的发病危险。具体内容包括：减轻体重；合理膳食；戒烟限酒；适度增加体力活动；减轻精神压力，保持心理平衡等。

（2）高血压病患者的药物治疗

治疗高血压病的主要目的是最大限度地降低心血管病的死亡和病残的总危险。经降压治疗后，血压降得越低，危险亦消除得越多。故青年人、中年人或糖尿病患者应降压至理想或正常血压（＜130/80mmHg），老年人至少降压至正常高值（＜140/90mmHg）。目前用于治疗高血压病的药物品种繁多，作用各异，但其治疗高血压病时的共同作用为降低血压。高血压病患者应在医生的指导下，根据药物的作用、代谢、不良反应和药物相互作用，以及患者的危险因素，结合自身经济条件，选择适当的治疗药物。

患者应了解自己的病情，包括高血压病、危险因素及同时存在的临床情况，了解控制血压的重要性，了解终生治疗的必要性。高血压病患者一般需终生治疗。患者经确诊为高血压病后若自行停药，其血压终将回复到治疗前水平。

为争取药物治疗取得满意疗效，应强调按时服药，并了解该种药物治疗时可能出现的副作用，后者一旦出现，应及早就诊。

一般高血压病患者的治疗时间长达数十年，治疗方案很可能多次变换，包括药物的选择。患者应详细记录其用过的治疗药物及疗效。

了解改变生活方式的重要性，使之理解其治疗意义，自觉地付诸实践，长期坚持。

四、冠心病

1. 什么是冠心病

我们平时所说的心绞痛和心肌梗死都属于冠心病。所谓冠心病，全称为冠状动脉粥样硬化性心脏病，指冠状动脉（心脏的主要供血血管）粥样硬化，使血管腔狭窄或阻塞，或因冠状动脉功能性改变（痉挛）导致心肌缺血缺氧或坏死而引起的心脏病。冠心病是动脉粥样硬化导致器官病变的最常见类型，也是严重危害人类健康的常见病。

冠心病患者常表现为胸闷、心前区痛、气促等症状，即心绞痛，严重者可出现心肌梗死。遇有上述症状者应及时到就近医院检查，医生主要根据心电图等进行诊断，治疗应在医生指导下用药。

2. 冠心病的危险因素

冠心病是一种严重危害人类健康、影响生活质量的常见病。大量的研究表明该病是多因素作用所致，这些因素称为危险因素。迄今已提出的冠心病的危险因素达200多种，主要危险因素为：年龄、性别、家族史等不可以改变的危险因素；血脂异常、高血压、吸烟、糖尿病和糖耐量异常等可以改变的危险因素。次要危险因素尚有肥胖、从事体力活动少、脑力活动紧张、西方的饮食方式、遗传因素、A型性格等。

3. 冠心病该如何防治

（1）一级预防

一级预防亦称为病因预防，即在疾病尚未发生时针对致病因素的预防措施。这一阶段疾病并未发生，但某些危险因素已经存在，有些是可以改变的，如抗感染、心理调整、合理膳食、适当的体力劳动和体育活动、保持良好的行为与生活方式等。冠心病的一级预防即对冠心病危险因素的干预。经过合理防治可以延缓和阻止病变进展，甚至可使之逆转消退，患者可维持一定的生活和工作能力。此外，缓慢进展的病变本身又可以促使动脉侧支循环的形成，使病情得到改善。因此患者耐心接受长期的防治至关重要。

(2) 二级预防

对已确诊的冠心病患者，针对其不同的危险因素及临床相关并发症，进行积极治疗，医学上称为冠心病二级预防。一级预防的所有措施，对于二级预防都十分重要。同时应避免冠心病发作的诱因，如饱餐、大量饮酒、过劳、精神紧张、情绪激动、忽然的寒冷刺激等等。

冠心病二级预防包括采用生活方式改变、药物治疗等措施来减少和延缓动脉粥样硬化的形成，稳定动脉粥样硬化斑块，预防血栓的形成，避免严重心绞痛、心肌梗死和临床相关并发症发生。二级预防的具体内容可分为五原则，我们可以用每种治疗措施的英文单词的第一个字母，简称为 A、B、C、D、E。A 指阿司匹林、血管紧张素转换酶抑制剂、血管紧张素受体拮抗剂，B 指 β 受体阻断剂的合理应用及血压的控制，C 指降低胆固醇、戒烟的具体落实，D 指持续有效地控制糖尿病患者的血糖水平和合理饮食，E 指保持适量运动和良好的心态，主动积极参加健康教育。

五、糖尿病

1. 什么是糖尿病

糖尿病是一组代谢性疾病，其特征表现是高血糖，而高血糖则是由于胰岛素分泌或作用缺陷，或两者同时存在所引起的。糖尿病的慢性高血糖往往伴随着各种组织，尤其是眼、肾脏、神经、心脏及血管的长期损伤、功能缺陷及衰竭。

2. 糖尿病的表现

中老年糖尿病患者约有 1/2 不出现任何自觉症状，有些患者可有乏力、外阴瘙痒、阳痿等非特异性症状，典型的多食、多饮、多尿和体重减轻(三多一少)症状的发生率仅 1/5～2/5。患者只是在健康体检、外伤、手术、心脑血管病发作或静脉输液后才被发现有糖尿病。中老年糖尿病患者因年龄大，病程长，治疗延误等原因，常有多种慢性并发症，包括大血管和微血管并发症。部分中老年糖尿病患者以并发症为首发表现，其中心脑血管并发症是老年糖尿病患者的主要致死原因。老年糖尿病患者周围神经病变和自主神经病变均随增龄而增加。老年糖尿病患者白内障、视网膜病变和青光眼的发病率明显增多。

3. 糖尿病的治疗与预防

(1)基本原则

糖尿病治疗的近期目标是控制糖尿病症状，防止出现急性代谢并发症，远期目标是通过良好的代谢控制达到预防慢性并发症，提高糖尿病患者的生活质量。为了达到这一目标，患者应接受生活方式干预和药物治疗的个体化指导。患者应学会定期血糖自我监测，了解血糖控制目标。

(2)饮食治疗和体力活动

饮食和营养治疗是糖尿病治疗的重要组成部分，也可以说是所有治疗的基础。对饮食和营养不予以足够的重视，2 型糖尿病就不可能得到理想的控制。不良的饮食结构和习惯还可能导致相关的心血管危险因素如高血压、血脂异常和肥胖等的出现或加重。营养治疗的原则包括控制总热量的摄入，合理均衡各种营养物质。避免或限制食用下列食物：肥肉、全脂食品、棕榈油、花生油及油炸食品，食物中胆固醇摄入量每天不超过300mg。

体力活动在 2 型糖尿病的治疗中占有重要的地位。运动增加胰岛素敏感性，可以改善血糖控制，有利于减轻体重。糖尿病患者如果能坚持规律的运动 12～14 年可以显著降低死亡率。体力活动要注意以下几点：① 运动频率和时间为每周至少 150 分钟；②运动项目要和患者的年龄，社会、经济、文化背景及体质相适应；③ 养成健康的生活习惯，将有益的体力活动融入日常生活中；④活动量大或剧烈活动时应建议糖尿病患者调整食物及药物，以免发生低血糖。

(3)药物治疗

口服降糖药物根据作用机制的不同，可以分为促胰岛素分泌剂（磺脲类和格列奈类）和非促胰岛素分泌剂（双胍类、噻唑烷二酮类和 α-糖苷酶抑制剂）。磺脲类药物和格列奈类药物直接刺激胰岛素分泌；噻唑烷二酮类药物可改善胰岛素抵抗；双胍类药物主要减少肝脏葡萄糖的输出；α-糖苷酶抑制剂主要延缓碳水化合物在肠道内的吸收。由于不同种类口服降糖药作用的环节不同，在临床上常常需要口服药联合治疗。

胰岛素治疗是控制高血糖的重要手段。1 型糖尿病患者需依赖胰岛素维持生命，也必须使用胰岛素治疗才能控制高血糖。2 型糖尿病患者虽然不需要胰岛素来维持生命，但由于口服降糖药的失效和出现口服药物使用的禁忌症时，仍需要使用胰岛素控制高血糖，以减少糖尿病急、慢性并发症发生的危险。在某些时候，尤其是病程较长时，胰岛素治疗可能会变成最佳甚至是必须的控制血糖的措施。

(4)预防

老年人是糖尿病的高危人群，预防是关键。要从中年开始预防，对40岁以上人群应每年例行空腹及餐后血糖检查。老年人保持健康生活方式和生活习惯是预防糖尿病的基础。

六、中风

目前，中风与心血管病及肿瘤一道，成为导致人类死亡的3大主要疾病，并已经引起国际医学界的普遍关注和重视。该病尤其是在中、老年人群中发病率高，起病急，病情进展变化快，死亡率高，必须重视其防治。

1. 什么是中风

中风也称脑卒中，是脑血管病的中医名称。早在两千年前，中医名著《内经》对脑卒中就有生动确切的描述。脑卒中是一组在脑动脉硬化、高血压、颅内血管畸形，以及其他诸如感染、中毒、血液病、代谢病等因素作用下，导致急性脑循环障碍而又不能及时代偿时，发生在神经系统的常见病。脑卒中有3种发生形式即短暂性脑缺血发作；闭塞性脑血管病如脑梗塞(脑血栓形成)、栓塞出血性脑血管病；出血性脑血管病如脑出血、蛛网膜下腔出血等。

2. 中风的表现

脑卒中发病的最大特点是发作性。在未发生脑卒中时，脑功能可能有轻度的影响，表现出类似神经衰弱或智力减退，大部分无症状。一旦发生急性脑缺血或出血，即可称为急性脑血管病或急性脑卒中，度过急性期后，不但动脉硬化的慢性病依然存在，而且常遗留不同程度的偏瘫或语言障碍。当然，也有可能再次乃至多次复发。若机体代偿功能较好，治疗和护理及时得当，则症状可减轻甚至消失，功能障碍得以康复。此外，发生形式不同的脑卒中也有各自的特点。如短暂性脑缺血发作，主要是一过性脑供血不足，血管并没有完全阻塞，发作特点为部位固定、症状持续时间短（常以分钟或小时计）、发作间期不留后遗症；脑梗塞往往在安静状态下发病，病情发展相对较慢，病情相对缓和；出血性脑血管病则多在活动中起病，病情发展快，来势猛，数分钟内可达到高峰，症状严重，预后较前两种差。这 3 种发病形式是相对的，患者之间可能有较大差别甚至可以由某种形式演变成另外一种。如短暂性脑缺血发作，往往是血栓形成的先兆；脑栓塞所致的梗塞区，因血管壁坏死血液外漏而演变成出血性梗塞；蛛网膜下腔出血后血液刺激，又可以引起迟发性脑血管痉挛，继而形成缺血性脑梗塞。由此看来，临床上脑卒中的表现形式多种多样，甚至是复杂的。

3. 发生中风后该如何处理

一旦发生上述症状，应立即到医院就医。紧急情况可拨打急救电话 120 请医生急救，不应随意搬动病人，如脑出血可加重出血。为明确诊断一般应腰穿取脑脊液检查。腰穿虽有一定危险性，但是根据人体解剖学知识，正确掌握腰穿部位，可以做到安全、可靠，对人体无害。腰穿在神经科不仅是一项重要的常规检查，而且在某些情况下也是一项重要的治疗手段。因此腰穿对神经系统疾病的诊断治疗具有重要意义。必要时医生会根据病情需要选择性做脑部 CT 扫描、脑血管造影、脑同位素检查、磁共振成像(MRI)及其他检查。

4. 中风的预防

预防中风的重点应放在消除脑血管病的主要危险因素:①定期检查血压,以便早期发现高血压病。已发现高血压者,应长期有规律地进行治疗,一定要将血压控制在正常范围。服降压药要由小剂量起始,逐渐增加,使血压缓慢下降,长期稳定在一个适当的水平。如果家庭自备血压计,能够自测血压更好。②要有合理的饮食结构,以低盐、低脂肪、低胆固醇为宜,减少饱和脂肪酸的摄入,尽量减少肉类食品而代之以鱼,增加钾盐摄入而减少钠盐等。适当多食豆制品、蔬菜和水果。应忌烟、少饮酒。③坚持体育锻炼和体力活动,能促使胆固醇分解从而降低血脂、降低血小板的凝集性,并能解除精神紧张和疲劳。④要注意心理预防,保持精神愉快,情绪稳定。做到生活有规律,劳逸结合,保持大便通畅,避免因用力排便而使血压急剧升高,引发急性脑血管病。⑤定期检查血糖和血脂,注意治疗原发病,如糖尿病、血脂异常等。⑥及时治疗前驱症状,脑血管病患者在发病前,常常有前驱症状,一般有头痛、头晕、呕吐、嗜睡或倦怠,一过性感觉异常或轻度无力、心悸或视觉、听觉方面的异常。有了以上症状应及时治疗,可减少脑血管病的发生。但有了这些症状,患者也不必恐慌,要沉着冷静地对待,卧床休息,并到就近医院诊治。有多个中风危险因素的中老年人,若无溃疡病、出血倾向或药物过敏者,可隔日或每日口服阿司匹林50～75mg。

七、骨质疏松

骨质疏松是中老年人的常见病,在农村更为多见。一般认为全身骨质减少即为骨质疏松,美国则认为老年骨折为骨质疏松。直到 1990 年在丹麦举行的第三届国际骨质疏松研讨会，以及 1993 年在香港举行的第四届国际骨质疏松研讨会上，骨质疏松才有一个明确的定义。

1. 什么是骨质疏松

骨质疏松是多种原因引起的以单位体积内骨组织量减少为特点的代谢性骨病，包括骨矿物质和其基质等比例的减少、骨组织吸收和形成失衡以及骨的脆性增高、骨力学强度下降、骨折危险性增加。

2. 骨质疏松的表现

疼痛是原发性骨质疏松症最常见的症状，以腰背痛多见，占疼痛患者中的 70%～80%。一般骨量丢失 12%以上即可出现骨痛。疼痛沿脊柱向两侧扩散，仰卧或坐位时疼痛减轻，直立时后伸或久立、久坐时疼痛加剧，日间疼痛轻，夜间和清晨醒来时加重，弯腰、肌肉运动、咳嗽、大便用力时加重。老年人患有骨质疏松症，椎体骨小梁萎缩，数量减少，椎体压缩变形，脊柱前屈，腰大肌为了纠正脊柱前屈，加倍收缩，肌肉疲劳甚至痉挛，产生疼痛。胸腰椎压缩性骨折，亦可产生急性疼痛，若压迫相应的脊神经可产生四肢放射痛、双下肢感觉运动障碍、肋间神经痛、胸骨后疼痛类似心绞痛，也可出现上腹痛。若压迫脊髓、马尾还会影响膀胱、直肠功能。部分患者可出现身长缩短、驼背、骨折、呼吸功能下降等症状。

3. 骨质疏松该如何防治

(1) 骨质疏松的预防

骨质疏松症给患者生活带来极大不便和痛苦，治疗收效很慢，一旦骨折又可危及生命。因此，要特别强调预防，预防应从儿童和青少年做起，但中老年开始预防也有明显效果。具体要求如下：①控制饮食结构，避免酸性物质摄入过量，加剧酸性体质。大多数的蔬菜水果都属于碱性食物，而大多数的肉类、谷物、糖、酒、鱼虾等类食物都属于酸性食物，健康人群每天的酸性食物和碱性食物的摄入应遵守1∶4的比例。②戒烟限酒，吸烟会影响骨峰的形成，过量饮酒不利于骨骼的新陈代谢；喝浓咖啡能增加尿钙排泄、影响身体对钙的吸收；摄取过多的盐以及蛋白质亦会增加钙流失。日常生活中应该避免形成上述不良习惯。③加强体育锻炼。运动可促进人体的新陈代谢。进行户外运动以及接受适量的日光照射，都有利于钙的吸收。运动中肌肉收缩、直接作用于骨骼的牵拉，会有助于增加骨密度。因此，适当运动对预防骨质疏松亦是有益处的。④保持良好的心情，不要有过大的心理压力。压力过重会导致酸性物质的沉积，影响代谢的正常进行。适当地调节心情和自身压力可以保持弱碱性体质，从而预防骨质疏松的发生。⑤人到中年，尤其妇女绝经后，骨丢失量加速进行。此时期应每年进行1次骨密度检查，对快速骨量减少的人群，应及早就医采取防治措施。⑥对已经患有退行性骨质疏松症的患者，在积极药物治疗的同时，还应加强防摔、防碰、防绊等措施。

（2）骨质疏松的治疗

药物治疗：由于绝经后雌激素减少，使骨吸收亢进引起骨量丢失者，可以进行雌激素替代治疗，用雌激素加上黄体酮，如果切除了子宫，就可以不用黄体酮。但是，长期直接补充性激素容易引发女性一系列癌变，因而可以补充性激素类似物，如大豆异黄酮、淫羊霍等。通过中药调理，可以延缓衰老带来的器官结构和功能的老化，达到治疗骨质疏松的目的；老年性骨质疏松症，应用骨形成促进剂，如活性维生素D、钙制剂等可以达到一定的治疗作用；对继发性以及特发性骨质疏松，应根据不同的病因进行综合治疗。上述治疗均应在医生的指导下，根据医嘱用药，但药物治疗都有一定的局限性，且长期服用药物容易给患者带来许多副作用，因而不要轻易自行用药。

八、前列腺增生症

前列腺增生症俗称前列腺肥大，是老年男性常见病，近年来发病率呈明显上升趋势。据统计，超过50%的老年男性患有前列腺增生，其中25%的老年患者发生尿路梗阻，需要药物或手术治疗。

1. 什么是前列腺增生症

良性前列腺增生症是引起中老年男性排尿障碍的原因中最为常见的一种良性疾病。主要表现为组织学上的前列腺间质和腺体成分的增生，解剖学上的前列腺增大，下尿路症状为主的临床表现以及尿动力学上的膀胱出口梗阻。下尿路症状加重而导致患者生活质量下降，最大尿流率进行性下降、急性尿潴留、反复血尿、复发性尿路感染以及肾功能损害等，患者接受外科治疗是疾病的最终解决方法。

2. 前列腺增生症的诱因

前列腺增生症的发生必须具备年龄的增长及有功能的睾丸两个重要条件。直接原因是由于上皮和间质细胞的增殖和细胞凋亡的平衡性破坏导致细胞的增殖增多，细胞的凋亡破坏减少。下列情况是前列腺增生症发生的诱发因素：① 过度的性生活及未经彻底治疗好的后尿道炎；② 睾丸功能变异；③ 尿道梗阻及其他结构的改变；④ 过度饮酒及摄入刺激性食物。

年龄是前列腺增生临床进展的一个高危因素。研究表明，前列腺增生患者需要手术的发生率随着年龄的增加而升高，年龄在62周岁以上的前列腺增生患者发生临床进展的可能性更大。

3. 前列腺增生症的表现

前列腺增生在临床上表现有膀胱刺激症状、梗阻症状及相关合并症。早期症状最突出的是尿频尿急，以夜间最突出。患者可出现进行性排尿困难，开始表现为排尿等待及排尿无力，继而尿流变细、中断，甚至出现尿潴留，还可表现尿失禁、血尿等。

具有上述症状者行直肠指诊非常重要，最好在排空膀胱后进行。直肠指诊可以协助进行前列腺癌的筛查。直肠指诊对前列腺体积的判断不够精确，目前经直肠超声检查可以更精确测量前列腺体积。其他检查包括尿常规检查；血清前列腺特异抗原(PSA)测定；尿流率检查；如果条件许可，还可以记录 24 小时排尿日记，有助于鉴别夜间多尿和饮水过量。

4. 患前列腺增生症该如何处理

(1) 警惕性观察

轻度的良性前列腺增生症，无症状或症状很轻，国际前列腺症状评分表 I-PSS 评分小于 7 分，需定期接受检查，密切观察。一旦病情发展，则需积极治疗。

(2) 药物治疗

前列腺增生症患者药物治疗的短期目标是缓解患者的下尿路症状，长期目标是延缓疾病的临床进展，预防合并症的发生。在减少药物治疗副作用的同时保持患者较高的生活质量是前列腺增生症药物治疗的最终目标。药物治疗需在医生指导下应用。

(3) 手术治疗

主要的外科手术方法有经尿道前列腺电切术、经尿道前列腺切开术以及开放性前列腺摘除术。目前经尿道前列腺电切术仍是治疗的“金标准”。经尿道前列腺电气化术和经尿道前列腺双极电切术目前也应用于外科治疗。所有上述各种治疗手段均能够改善前列腺增生症患者70%以上的下尿路症状。

不少患者对疾病的认识及治疗方法存在盲点，延误就诊时机，是目前普遍存在的现象。50岁以上的男性，应定期检查。一旦发现有良性前列腺增生症，要及早就医，并根据病情采用适当的治疗方法，以避免因不及时治疗或治疗不当引起急性尿潴留、泌尿道感染、结石、肾积水、血尿、肾功能衰竭等并发症。

九、中老年乳腺疾病

中老年妇女由于生理机能开始衰退，乳房脂肪减少，腺体萎缩，不再丰润坚挺。这个时期的妇女最容易忽视乳房的保健，就保健的角度而言，中老年妇女更应关注乳房的变化。由于卵巢功能的紊乱，乳房疾病发生率增高，尤其应警惕乳腺癌的发生。此期的保健的重点是，至少每月进行1次乳房自我检查。

1. 乳房自我检查方法

(1) 视诊

在光线充足明亮的房间里，面对穿衣镜端坐，赤裸上身让两侧乳房充分暴露，观察两侧乳房的性状、大小是否对称，有无局部的隆起和凹陷，乳房皮肤有无发红、水肿和“橘皮样”改变，乳房的浅表血管是否扩张。两侧乳头是否在同一水平，如乳头上方有癌肿可能将乳头牵向上方，使两侧乳头高低不同。乳头的内陷可以是发育不良所致，但如果是一侧乳头近期出现内陷，则应引起足够重视，还应注意乳头、乳晕有无糜烂。

(2) 扪诊

端坐或平卧(如果是乳房肥大明显下垂的可以采取平卧)。用自己的手指掌面而不是指尖触摸对侧乳房(比如左手检查自己右侧的乳房)，不要用手指抓捏乳房组织，否则会将捏到的乳腺组织误认为是肿块。以乳头为中心，由外向内沿顺时针方向全面检查乳房，包括乳头乳晕的中央区域和腋窝，检查有无结节、包块。一般而言，良性的包块的边界清楚，活动度大。乳腺癌的包块边界不清，质地硬，表面不光滑，活动度小。

如果检查出肿块或出现上面提到的情况，都应及时找专科医生做进一步检查。

2. 乳腺疾病

乳腺疾病主要包括乳腺炎、乳腺囊性增生病（简称乳腺病）和乳腺肿瘤（包括良性肿瘤和恶性肿瘤）。

（1）急性乳腺炎

急性乳腺炎是乳腺的急性化脓性感染，患者多是产后哺乳的妇女，尤其以初产妇更为多见，往往发生在产后 3～4 周。其临床表现为乳房疼痛、局部红肿、发热。随着炎症发展，患者可有寒战、高热、脉搏加快，常有患侧淋巴结肿大、压痛，白细胞计数明显增高。数天后可形成脓肿，脓肿可向外溃破，深部脓肿还可穿至乳房与胸肌间的疏松组织中，形成乳房后脓肿。感染严重者可并发败血症。治疗原则是消除感染、排空乳汁，脓肿形成后需切开引流。

（2）乳腺病

乳腺病是女性内分泌失调尤其是雌、孕激素比例失调引起的良性疾病，也称慢性囊性乳腺病，是妇女多发病，常见于中年妇女，是乳腺实质的良性增生。突出表现是乳房胀痛和有肿块，特点是部分患者的乳房胀痛具有周期性。疼痛和月经周期有关，往往在月经前疼痛加重，月经来潮后减轻或消失，但有时整个月经期间都有疼痛，少数患者可有乳头溢液。本病病程较长，发展缓慢，但有时与乳腺癌容易混淆，因此如果出现上面提到的症状都应去医院进一步检查和做乳腺癌鉴别。乳腺病的治疗主要是对症治疗,可用中药或中成药调理,包括疏肝理气,调节卵巢功能。如口服中药逍遥散3～9g,每日3次。

(3) 乳腺良性肿瘤

包括乳腺纤维腺瘤、乳管内乳头状瘤、乳房肉瘤。

乳腺纤维腺瘤是乳腺小叶内纤维细胞对雌激素的敏感性异常增高,可能与纤维细胞所含雌激素受体的量或质的异常有关。除肿块外,患者常无明显自觉症状。肿块增大缓慢,具有硬橡皮球的弹性感,表面光滑,易推动。手术切除是唯一有效的治疗方法。

乳管内乳头状瘤多见于经产妇,40～50岁为多。临床特点为一般无自觉症状,常因乳头溢液污染内衣而引起注意,溢液可为血性、暗棕色或黄色液体。肿瘤小,常不能触及。治疗以手术为主。

乳房肉瘤较少见,常表现为乳房肿块,体积较大,但有明显分界,皮肤表面可见扩张静脉。治疗以单纯乳房切除即可。

3. 乳腺癌

乳腺癌是女性最常见的恶性肿瘤之一,目前全世界每年约有120万名妇女发生乳腺癌,有50万名妇女死于乳腺癌。乳腺癌常常发生于中老年妇女,其发病率随着年龄增长而增长。

乳腺癌的病因尚不能完全明了,已证实的某些发病因素仍存在着不少争议,但都认为绝经前和绝经后雌激素变化是刺激发生乳腺癌的明显因素。此外遗传因素、饮食因素、外界理化因素以及某些乳房良性疾病与乳癌的发生有一定关系。出生时体重过重、月经初潮来得早、绝经年龄晚、不孕或30岁以上才生第一个孩子,以及营养过剩、肥胖的人群乳腺癌的发病率较高。

(1)乳腺癌的表现

乳腺癌最早的表现是一侧乳房出现单发的无痛性并呈进行

性生长的小肿块，肿块位于外上象限（乳房靠近腋窝的区域）最多见，其次是乳头乳晕区和内上象限。因多无自觉症状，肿块常是患者在无意中（如洗澡更衣）发现的，少数患者可有不同程度的触痛或乳头溢液。因此，如乳房疼痛为局限性，有固定的部位，与月经周期无关或为绝经后妇女应查明原因。

由于乳腺癌肿块的生长速度较快，当侵及周围组织可引起乳房外形的改变，出现一系列体征，如：肿瘤表面皮肤凹陷；邻近乳头的癌肿可将乳头牵向癌肿方向；乳头内陷等。癌肿较大者可使整个乳房组织收缩，肿块明显凸出，癌肿继续增长形成所谓“橘皮样”改变。乳腺癌的淋巴转移多表现为同侧腋窝淋巴结肿大，初为散在、无痛、质硬，数目较少，可被推动；以后肿大的淋巴结数目增多，互相粘连成团，与皮肤或腋窝深部组织粘连而固定，少数病人可出现对侧腋窝淋巴结转移。

因此，中老年妇女尤其要重视乳房的保健和自我检查，一旦发现可疑的肿块应及时找专科医生做进一步检查，争取做到早发现、早诊断、早治疗。

乳腺癌的诊断方法很多，常用的有乳房钼靶摄片、B超检查、热图像检查、近红外线扫描、CT检查等。一般认为乳房钼靶摄片是最有效的检查方法，但最准确还是病理诊断。病理结果是唯一肯定诊断的依据，一般先行影像检查，如有怀疑再进行病理检查。

（2）乳腺癌该如何治疗

手术治疗是乳腺癌的主要治疗方法，无论选用何种术式都必须严格坚持以根治为主、保留功能及外形为辅的原则。此外，还有辅助化疗、内分泌治疗以及放射治疗，以及生物治疗等。随着医学技术的发展，如今我国早期乳腺癌患者的治愈率已达到90%。但中晚期乳腺癌的死亡率仍然居高不下，因此对乳腺癌早发现、早治疗是防治乳腺癌的最有效措施和发展方向。

第六章　中老年病人的家庭护理

许多中老年病人患病后不知如何护理，给治疗带来不少问题，而做好护理对中老年病人的康复是至关重要的。例如，脑中风后部分病人瘫痪或半身不遂，需要做好家庭护理如按摩等帮助患者早日康复，预防褥疮的发生；糖尿病人应控制饮食，自我监测血糖，防止糖尿病足的发生。这些都需要家人了解，有些知识与技能需要家人掌握，如瘫痪病人的褥疮换药与护理。许多农村地区离医院较远，到医院极不方便，经济上也难承受，而这些知识与技能是容易学会的。现将农村中老年常见疾病（糖尿病、冠心病、脑卒中、癌症）的家庭护理介绍如下。

一、糖尿病的护理

近年来农村糖尿病发病率也在增高，糖尿病是一组以慢性血糖水平增高为特征的代谢疾病群。久病导致多系统损害，包括眼、肾、神经、心脏血管等组织的慢性进行性病变，引起功能缺陷及衰竭，重症或应激时可发生酮症酸中毒、高渗性昏迷等急性代谢紊乱。本病如长期血糖控制不理想可使患者生活质量降低，寿命缩短，死亡率增高。因此，对于在农村经济水平偏低的糖尿病患者而言，家庭护理起着至关重要的作用。

1. 皮肤及足部护理

(1)保持皮肤清洁与干燥

注意个人清洁卫生，经常用中性肥皂和温水洗澡，避免用碱性肥皂；女性患者阴部易出现瘙痒，可在排便后用温水清洗；每日更换清洁衣裤;清洗会阴的毛巾和盆应单独分开,毛巾经常太阳照射消毒;出汗后及时用温水擦干汗渍或更换内衣;会阴皮肤要避免潮湿,应随时保持干燥。

(2)防止受伤和感染

糖尿病患者受伤后容易发生皮肤感染。应注意以下事项:避免接触坚硬的物体,避免皮肤抓伤、刺伤和其他伤害;避免使用过烫物品;修剪指甲,避免皮肤抓伤;观察皮肤有无发红、肿胀、发热、疼痛等感染迹象,一旦皮肤受伤或出现感染立即就医治疗。

(3)糖尿病足的预防措施

糖尿病患者往往因疏于双足的治疗及护理,最终不得不把部分或整个下肢截肢,甚至有生命危险。因此,增强糖尿病足的预防意识,避免足部损伤,注意足部检查,坚持每天洗脚,加强足部伤口护理是非常重要的。

应养成每天足部检查的习惯。足部检查内容包括双足有无皮肤破损、裂口、水疱、小伤口、红肿、鸡眼、胼胝、脚癣等,如果有鸡眼,千万不要用剪刀去剪,因为可能诱发感染且伤口也不易愈合。尤其要注意足趾之间有无红肿、皮肤温度是否过冷或过热、足趾间有无变形,触摸足部动脉搏动是否正常,如果发现减弱或消失,应立即就诊。一般是患者自我检查,若无法仔细看到足底,可用镜子辅助,若视力欠佳,可由家人帮助。

洗足:①养成每天洗足的良好习惯,水温不宜太冷或太热(水温$<40℃$);②洗前用手腕掌侧测试水温,若已对温度不太敏感,应请家人代劳;③洗净后,用柔软和吸水性强的干毛巾轻轻擦干足部,尤其是足趾间,并可在趾间撒些爽身粉等以保持趾间干燥,切莫用力擦拭以免擦破皮肤。同时,应每天反复活动足部约 1 小时,年老体弱者由他人协助完成。

糖尿病足溃疡：①减轻或解除体重对足部的压力，是促进溃疡愈合的第一步，也是最重要的一步；②合理使用抗生素，最好到医院对糖尿病溃疡分泌物进行细菌培养和药敏实验，应用敏感药物行静脉和局部用药，以最短的时间控制感染，促进溃疡的愈合。

(4)鞋与袜的选择

鞋的选择：①鞋面的质量要柔软透气、鞋底厚实较软；②购鞋最适合的时间是下午或黄昏，因一天活动后，双脚会比早上略大，鞋不至于过紧；③新皮鞋要当心，因为它最容易使足损伤，可以在家先穿新皮鞋走动，感到不舒服时换拖鞋，使足逐渐适应新鞋；④穿前检查鞋的内面。

袜的选择：①柔软而透气，应选棉袜，避免穿尼龙袜；②不宜穿着弹性过强的袜子尤其袜头部分不可过紧，以免影响血液循环；③冬天选较厚的羊毛袜或棉袜保暖；④袜子要每天更换，保持足部清洁；⑤不可穿破袜，因破口可能套住脚趾或经缝补的袜子高低不平，既不舒服又影响血液循环。

2. 急性并发症的护理

(1) 低血糖反应

中老年糖尿病患者由于长期的饮食控制，或应用降糖药物和胰岛素的量掌握不好等因素，低血糖是中老年糖尿病的常见并发症。一部分人认为，血糖控制得越低越好，但是血糖过低容易发生低血糖反应，出现发抖、心跳加快、出虚汗，甚至意识障碍等症状。一旦出现低血糖，可能会诱发心绞痛等，带来较为严重的后果。老年糖尿病患者对低血糖的反应不如其他年龄的患者敏感，容易忽略而延误治疗。

低血糖反应的处理原则：①在患者出现上述症状怀疑发生低血糖反应时，应立即测量血糖以明确诊断。如无血糖检测条件时，所有怀疑为低血糖反应的患者应先按低血糖处理；②清醒的患者，先口服一些糖、饼干，看能否缓解症状。如果平时用的降糖药是α-糖苷酶抑制剂，如阿卡波糖（拜糖平）等，口服一般糖、饼干不行，最好是口服葡萄糖。因为α-糖苷酶抑制剂抑制了患者体内消化碳水化合物的酶，补充一般的糖无效；③意识不清的患者，家属应立即拨打急救电话120。

低血糖反应的预防：尽量避免减少、延迟或忘记进食；患者应定时进食，如不能进食常规食量，宜相应减少药物剂量；如有体力活动增加，活动前应额外增加进食碳水化合物类食物，包括谷物、薯等根茎类，含碳水化合物多的蔬菜，除大豆外的豆类等，平时应随身携带饼干或糖果，以备应急。

(2)糖尿病酮症酸中毒

糖尿病酮症酸中毒指的是糖尿病患者在糖代谢紊乱加重时，血清中胰岛素更加减少，有机酸和酮体过度蓄积而导致的代谢性酸中毒。酮症酸中毒时，原有的糖尿病症状加重，食欲减退、恶心呕吐、极度口渴、尿量剧增，常伴有头痛、嗜睡、烦躁、脉搏细速、血压下降、四肢厥冷，以及各种反射迟钝或消失，最终可导致昏迷，少数可伴腹痛。

家庭急救护理：纠正脱水，降低血糖，去除诱因；神志清楚，又极度口渴者，可尽量饮水，并记录饮水量、进食量及呕吐量、尿量等液体出入量；神志不清者，应保持呼吸道通畅，可将头部偏向一侧，以防呕吐引起窒息，必要时吸氧；因家庭条件限制，如无把握，不可贸然给予胰岛素注射；怀疑糖尿病酮症酸中毒者应立即拨打急救电话120。转运糖尿病酮症酸中毒患者时尽量采取必要措施，保证生命体征平稳，保持静脉通道通畅；途中严密监控患者的神志、呼吸、心率、血压及周围循环等情况变化。

为预防糖尿病酮症酸中毒的发生，所有糖尿病患者均适用血糖自我监测，尤其是用胰岛素的患者。监测时间为餐前、餐后2小时及临睡前。血糖控制良好或稳定的患者应每周监测1天或2天，血糖控制差或不稳定的患者或患其他急性病者应每天监测直到血糖得到控制。

二、心绞痛和心肌梗死的护理

随着年龄的增加，心绞痛和心肌梗死的发病率也随之增加，家庭护理和保健很重要。

1. 心绞痛的护理

一是注意观察心绞痛药物的疗效和不良反应，注意监测心率和血压。因各种硝酸酯类药物共同的不良反应有头昏、头胀痛、头部跳动感、面红、心悸等，静脉滴注时会有血压下降，口服偶有血压下降，甚至昏厥。因此第一次用药时，患者宜平卧片刻，必要时吸氧。

二是妥善保存药物：①药应保存在深色瓶中，置于干燥处，因该药遇热、潮湿或较长时间暴露于空气和光亮处会失效；②备用药中的硝酸甘油最好6个月更换1次；③随身携带速效救心丸或硝酸甘油以应急；④在家中，速效救心丸或硝酸甘油应放在易拿取的地方，用过放回原处；⑤家人应知道药物放置的地方，以便在患者心绞痛发作时能及时取药。

三是预防性地用药：对有些可能会诱发心绞痛但又不得不去做的事情，如运动、应酬会餐、涉及情绪激动情况或性交等，可先服一片消心痛或先舌下含化一片硝酸甘油，以预防心绞痛发作。

四是预防诱因：避免寒冷，冬天外出时要注意保暖；注意居室通风；不要吃得太饱；避免过劳和过累；避免用力排便或血压剧升的情况。

五是养成健康的生活方式：①休息与活动：对缓解期稳定的心绞痛患者一般不需卧床休息，可适当调整日常生活和工作；避免过度紧张；要避免超强体力活动及屏气用力的动作（推、拉、抬、举等）；谨慎安排适宜的体力活动，以不诱发心绞痛为度，以促进侧支循环的发展，提高体力活动耐受力而改善症状。②饮食与排便：避免西方的饮食方式（高热量，含较多动物脂肪、胆固醇、高糖的饮食），低盐，避免饱餐，戒烟限酒。平时注意保持排便通畅，上厕所最好使用坐式马桶，切忌排便时过度用力，以免诱发心绞痛。③洗澡时温度不宜过高过低，洗澡时间以不超过半小时为宜，以免加重心脏负担。④避免情绪激动或精神过度紧张。

2. 心肌梗死的护理

（1）活动与休息

重症患者绝对卧床休息，病情稳定者鼓励床上活动乃至下床活动，长期卧床者每2小时更换体位，心衰者半卧位或端坐卧位。近年提倡急性心肌梗死恢复后，进行康复治疗和护理，逐步作适当的体育锻炼，有利于体力和工作能力的增进。经2～4个月的体力活动锻炼后酌情恢复部分轻松的工作，逐步恢复全天工作，但应避免过重体力劳动。无并发症的患者平均在心肌梗死6～8周可出院回家，可缓慢爬楼梯，做轻微的家务，淋浴，适当的轻度户外活动（缓慢散步、轻度的四肢活动等）。10～14周后，可从事中等强度的工作，如做家务（如铺床、拖地），上下楼梯，提 10kg 以下的重物，进行轻等至中等强度户外活动（步行、体操、太极拳、慢步交谊舞等）。

（2）饮食和排便

随病情好转饮食由流质、软食逐渐改为普食，可少食多餐，以低热量、低脂肪、低钠、高维生素、易消化、少产气、避免刺激性食物为宜；避免饱餐；鼓励长期卧床患者多食蔬菜、水果及富含纤维素食物；禁止烟酒，避免吸烟环境，因烟草中的尼古丁可刺激肾上腺素分泌儿茶酚胺，引起心肌梗死复发，或扩大梗死范围，甚至引起猝死；养成每天排便习惯，保持排便通畅，切忌排便时过度用力，如便秘可用轻泻剂。

如病情加重应立即拨打 120 急救电话；如果家中有吸氧装置，应立即吸氧，并加大流量；立即给硝酸甘油舌下含服；患者出现心室颤动或心搏骤停时，家属应立即心肺复苏；家属给予患者安慰、心理支持。

三、脑卒中的护理

脑卒中患者在医院度过急性期后，将会回到家中度过漫长的恢复期。回归社会和家庭，重建心理平衡，最大限度地恢复自我照顾是其最终的康复目的。因此家属应掌握脑卒中患者的康复护理的基本知识和技能。

1. 为脑卒中患者创造适宜的环境

适宜的环境包括：①无障碍设施；②台阶要尽可能低，或放一个形成斜坡的木板，去除门槛；③房门以轨道推拉式门为宜；④门把手、电灯开关、水龙头、洗脸池的高度均应低于一般常规高度；⑤地面干燥无水、防滑；⑥房间的光线及通风情况要好，窗台的高度应略低于一般窗台的高度；⑦床周围要有一定的空间，便于轮椅活动，床的高度以坐位时两脚能平放在地面为宜；⑧厕所便池应是坐便式；⑨厕所、楼道中应设有扶手。

2. 常见并发症的预防和护理

(1)肩关节半脱位

肩关节半脱位在偏瘫患者中很常见。预防：在患者平卧时患侧肩下垫一软枕，以防止肩后伸，坐位时手应放在面前的桌子上，坐轮椅时应使用一块搭板，双手托在搭板上；平常活动时患肢可以使用吊带，以减轻疼痛。

(2)肩痛

多在脑卒中数月后发生。肩痛使患者对康复治疗产生了恐惧的心理，有的会拒绝治疗而影响康复效果。预防措施：良好的体位摆放、通过手法活动增加肩胛被动运动范围和交叉前伸的上肢自助运动等。

(3)肩—手综合征

肩—手综合征又称反射性交感神经性营养不良，在脑卒中发病后 1～3 个月常见，多为突然发生，亦可发展缓慢、隐蔽。较典型的是肩部疼痛、手浮肿和疼痛、皮温上升、消肿后手部肌肉萎缩，直至挛缩畸形。预防措施：注意患者的卧位姿势，放置好患侧上肢，保持正确的腕部体位，不宜下垂过久，应适当抬高患肢，避免完全掌屈位；适当加强被动、主动运动，以促进血液循环；注意保护患肢以免受损伤，尽量避免在患手静脉输液。

(4)关节挛缩畸形的康复护理

随时注意保持肢体的功能位，必要时采取相应的措施改变肢体的紧缩程度。如偏瘫处于肢体紧缩状态阶段时，可采用毛巾卷置于偏瘫侧的手掌中心，以矫正指掌关节的挛缩；定时进行体位转换，及时纠正不正确的体姿，定时给予关节的功能训练。

(5)吞咽障碍

脑卒中患者的吞咽障碍是常见的症状之一，轻者只有吞咽不畅感或者出现误咽，重者由于水和营养的摄取困难，使患者生活质量降低，不但影响患者的早期康复治疗，甚至使患者的生命受到威胁。可进行口腔周围的自主及被动运动、舌肌运动、冰块按摩皮肤及咽喉等或湿热刺激发声训练；咽喉麻痹可进行侧卧吞咽、边低头边吞咽、空气或唾液吞咽训练、小口呼吸、咳嗽、哼唱等。训练过程中应尽量避免颈部前屈位，而应保持躯干向后倾斜，可防止误咽，并促进吞咽功能的恢复。

3. 压疮的康复护理

脑卒中不少患者有瘫痪，长时间压迫某些部位易出现压疮(即褥疮)，患者及家属应了解预防压疮的知识和技能。首先对受压部位要除压，常用的有软枕、海绵垫、棉圈等软物支撑。对压疮易发部位，经常给予按摩以促进局部血液循环，提高皮肤的营养程度和抵抗力。局部出现红肿的，应减轻红肿部位的受压，促进血液循环；局部出现疮面的，给予消炎、预防感染治疗；局部有坏死的，消除坏死组织，促进新的肉芽组织和表皮增生。

4. 营养与饮食

脑卒中患者饮食应遵循以下原则：限制总热量；采用复合碳水化合物，粗细粮搭配；限制动物脂肪，烹调用植物油，脂肪占总热量的30%以内；适当限制胆固醇，无合并高胆固醇血症者，每日摄取低于800mg，合并高胆固醇血症患者低于300mg，每日不能超过一个蛋黄;适当增加蛋白质,多选用鱼类和大豆制品;每天吃新鲜鱼、蔬菜和水果;限制钠盐,每日食盐摄入量应在5g以下。

四、癌症的护理

癌症患者不但要进行药物、手术、化放疗等治疗,家属也应掌握一定的护理知识和技能,争取早日康复,使其回归社会和家庭。有些患者已到中晚期,虽已无法治疗,但良好的护理和生活照顾可提高患者的生存质量,延长患者生命。

1. 预防感冒或感染

癌症患者由于体质较差,免疫功能低下,容易发生感冒或感染,因而应注意采取以下预防措施:①居家患者注意房间通风,保证空气清新。患者注意保暖,预防感冒。尽量减少外出,外出需戴口罩,不要到人多的场所,以免发生交叉感染。②保持皮肤的清洁卫生,卧床患者应保持床单的平整、清洁和干燥,定时翻身,预防皮肤破溃和感染。③患者注意饮食卫生,少进食生冷食物,预防消化道感染,如出现腹痛、腹泻,应及时找医生诊治。

2. 适当锻炼

癌症患者积极参加有氧运动有助于缓解疲乏,改善睡眠质量,增强和改善心肺功能,预防骨质疏松,调节心理和精神状态,有利于癌症患者的康复。有氧锻炼也叫有氧代谢运动,是指人体在氧气充分供应的情况下进行的体育锻炼。有氧运动和无氧运动,是按照运动时肌肉收缩的能量来自有氧代谢还是无氧代谢而划分的。也就是说,有氧运动在运动过程中,人体吸入的氧气与需求相等,达到生理上的平衡状态。因此,它的特点是强度低,有节奏,持续时间较长。要求每次锻炼的时间为半小时至1小时,每周坚持 3~5 次。常见的有氧运动项目有：步行、慢跑、滑冰、游泳、骑自行车、打太极拳、跳健身舞、做韵律操等等。

3. 保证规律的睡眠和休息

间断睡眠和不良休息会导致患者生物节律紊乱，出现疲乏、食欲下降、情绪低落等症状。而规律的睡眠和休息有助于保持患者的体能和良好的精神状态。因此，应养成良好的睡眠习惯，日间睡眠时间不要过长，适当增加活动时间，以提高夜间的睡眠质量。另外，创造良好的睡眠环境也很重要。

4. 合理安排饮食

癌症本身及其治疗不但影响食物的摄入量，而且会降低体内蛋白质的合成，加速脂肪分解，不良营养状态会加重患者的疲乏程度及体质消耗。因此，对癌症患者应合理安排饮食，加强营养供给。目前使用的化疗药物大多存在不同程度的消化道反应，患者用药后出现食欲不振、厌食、消化不良、恶心呕吐等症状，虽然采取了预防性措施，但是化疗期间不同程度的消化道反应仍然明显影响了患者的正常进食。在化疗间歇期加强营养，改善营养状况，恢复体力，对下一周期的化疗顺利进行以及促进化疗后的全面康复非常重要。癌症患者应如何安排饮食才是科学合理呢，具体原则和措施如下。

化疗间歇期饮食：尽量注意膳食平衡，食物多样化。鼓励多进食高热量、高蛋白、高维生素食物，多饮水。进食高热量食物可保证机体正常的生理代谢需要，摄入高蛋白食物可促进化疗后机体损伤的快速修复，高维生素食物可提高机体免疫功能，多饮水可促进循环，加速体内毒素和药物代谢产物的排出。

对不同部位癌症的患者饮食指导应有重点：食管癌患者的

饮食如进食出现哽噎感时不能强行吞咽，以免引起局部肿物破溃和出血，哽噎严重时应进流食或半流食，不能进冷食，以免引起食管狭窄部位痉挛，发生恶心呕吐或疼痛症状；胃癌术后患者应少食多餐，每天进食6～7次，先进干性食物，再饮水，从流食、半流食逐步过渡到软食和普通膳食。

放疗患者应根据放疗部位及放疗并发症安排饮食：如头颈部放疗后口腔黏膜干燥，饮食中可增加一些滋阴生津的食物，如藕汁、梨汁、杨梅、罗汉果等；消化道放疗引起食管炎的患者，可进少渣流食或半流食并避免过冷、过热及酸辣的刺激性食物。

第七章　保健品的选用与误区

小王的爷爷是糖尿病患者，听同事说深海鱼油可以降低血糖、血脂，于是购买了深海鱼油送给爷爷服用，爷爷在没有征求医生意见的情况下，擅自停用了降糖药物，结果导致了血糖升高，又住进了医院。

在这件事中，王爷爷进入了使用保健品的误区，那么到底什么是保健品，应该如何使用保健品呢？

我国保健食品具有悠久的历史和独特的优势。在我国，最早的药品就是食品，最早的医疗方法就是食疗法。人们在繁衍、生存、发展的过程中，积累了丰富的实践经验，“疗效食品”、“滋补食品”、“营养保健食品”等都是保健食品的多种提法。随着人们生活水平的提高，人们的保健意识日益增强，对保健食品的需求越来越大，致使保健食品的发展十分迅速，人们面对琳琅满目的保健食品时，不知该如何选择，同时也暴露了一些选择的误区。下面我们就这些问题给予一些建议。

一、什么是保健食品

保健食品具有一般食品的性状（色、香、味、营养价值、无毒、无害等），又有特定的保健功能。《保健食品注册管理办法（试行）》对保健食品进行了严格定义：保健食品是指声称具有特定保健功能或者以补充维生素、矿物质为目的的食品，即适宜于特定人群食用，具有调节机体功能，不以治疗疾病为目的，并且对人体不产生任何急性、亚急性或者慢性危害的食品。保健食品按照应用的范围和服务对象分为3类。

1. 营养保健食品

以增进健康和各项机能为主要目的的保健食品，食用对象可以是一般健康人群或亚健康人群。这类保健食品一般含有较全面的营养素，或是易于消化吸收，提高人体营养水平，增强机体免疫功能，具有一定的滋补性，从而起到保健作用。在我国保健食品中，主要以调节人体免疫功能而审批的大部分属于这一类，如枸杞子、灵芝类产品、蜂产品、螺旋藻类产品等。有抗疲劳、调节肠胃功能的，如乳酸菌、双歧杆菌等大部分也属于此类。

另外，卫生部关于保健食品管理中若干问题的通知将“营养素补充剂”纳入保健食品的管理范围，该类产品也可归入第一类保健产品，因为其主要作用是提高人体的营养水平，防止人体因某种营养素缺少引起机能失调。这类产品市场上比较多，包括氨基酸补剂、维生素补剂、微量元素补剂，各种钙补剂也属于此类。

2. 专用保健食品

即以有特殊生理需要或特殊工种需要的人群为食用对象的保健食品。人在不同的生长发育阶段，由于不同的生理特点和生理需要，需要有适应不同生理特点和满足不同生理需要的保健食品，以便能够促进生长发育和维持机体活力。这类保健食品包括中老年抗衰老食品、婴儿保健食品等。对于中老年人保健食品，应符合“一优二足四低”的要求，即优质蛋白质，足量的膳食纤维，足量的维生素和矿物元素，低能量、低脂肪、低胆固醇和低盐。

3. 防病保健食品

即主要供给健康异常的人食用的保健食品。这类保健食品着眼于特殊消费群体，专一性比较强。如糖尿病患者、高血脂患者及肥胖病患者等，在积极治疗的同时，通过食用相关的保健食品，调节自身的相关功能，达到预防并发症、促进康复的目的。

保健食品的原料包括 4 大类：① 既是食品又是药品的物质，如枣、黑芝麻、沙棘、花粉、螺旋藻等；② 中草药，如人参、阿胶、鹿茸、冬虫夏草、灵芝、天麻等类；③ 氨基酸、维生素、矿物质及微量元素，如牛磺酸、维生素 E、叶酸、葡萄糖酸锌等；④ 其他原料资源，如膳食纤维类、低聚糖类、多不饱和脂肪酸、复合脂类、蛋白质、菌藻类等。

4. 保健食品的功能

目前我国保健食品的主要功能有 22 项，具体如下：免疫调节；延缓衰老；改善记忆；促进生长发育；抗疲劳；减肥；耐缺氧；抗辐射；抗突变；调节血脂；调节血糖；改善胃肠道功能（促进消化吸收、改善肠道菌群、润肠通便、保护胃黏膜）；改善睡眠；改善营养性贫血；对化学性肝损伤有保护作用；促进泌乳；美容；改善视力；促进排铅；清咽润喉；调节血压；改善骨质疏松（增加骨密度）。

二、保健食品和食品、药品的区别

将保健食品等同于普通食品或药品进行宣传，是一些保健食品生产企业进行违法宣传的惯用手段。保健食品与普通食品、药品有着本质的区别。

1. 保健食品和其他食品的区别

保健食品是指具有特定保健功能的食品。它和普通食品一样都能提供人体生存必需的基本营养物质，都具有特定的色、香、味、形，可以是普通食品的形态，也可以使用片剂、胶囊等特殊剂型。但保健食品含有一定量的功效成分（生理活性物质），能调节人体的机能，具有特定的功能，其标签说明书均有保健功能标志。另外，保健食品一般有特定的食用人群，而一般食品无特定的食用范围。保健食品也有别于药膳食品、黑色食品、绿色食品、新资源食品等。药膳食品是以中医辨证论治理论为指导，将中药与食物搭配，通过加工制成色、香、味、形俱佳的具有保健和治疗作用的食品。黑色食品是指自然颜色较深、营养较丰富、结构较合理的具有一定调节人体生理功能作用并经科学加工而成的一类食品。绿色食品是指无污染、安全、优质的营养食品，又被称为生态食品或有机食品、自然食品。

2. 保健食品与药品的区别

主要区别在于是否存在毒副作用。保健食品的本质仍然是食品，虽有调节人体某种机能的作用，但它不是人类赖以治疗疾病的物质。对于生理机能正常，想要保持健康或预防某种疾病的人来说，保健食品是一种营养补充剂。对于生理机能异常的人来说，保健食品可以调节某种生理机能，强化免疫系统，故而不能有任何毒性，并且可以长期使用。而药品是治疗疾病的物质，有明确的治疗目的，并有确定的适应证和功能主治，可以有不良反应，有规定的使用期限。

三、选择保健食品的注意事项

近年来，我国保健食品的开发、研究发展很快，其产品有营养液(口服液)、饮料(固、液体)、茶类、乳类、蛋类、糕点类等，已成为当今食品的新潮流。在琳琅满目、产品质量参差不齐的众多保健食品当中，如何才能选择到适合自己的保健品呢？下面就此做一些简单介绍。

1. 正确认识与选择保健食品

要正确看待保健食品的作用，保健食品只能延缓衰老、延长健康年龄而已，绝不是灵丹妙药，要树立正确的延寿观，并且要遵循因人而异、因时制宜、适度为宜的原则。如果身体状况并不算差，建议选用营养补充剂类保健食品，适当地补充维生素、微量元素、蛋白质就可以了。

有病要先治疗，保健食品不能替代药物。如果正在服用药物或其他产品，必须要咨询该保健食品和它们有没有冲突。如果有冲突，就不要再食用保健食品。

2. 仔细阅读标签内容

在商品标签或包装上，应完全根据保健食品批准证书的内容，标明主要原料、保健功能、适宜人群和不适宜人群、厂名厂址、食用方法、推荐用量、功效成分、规格、储藏方法、保质期和注意事项，同时还必须注明卫生部批准文号和保健食品特有标志。具有特定保健营养功能的药品，称为“保健药品”，两者是不同的。购买的时候，一定要仔细检查标签和外包装，是否标有保健食品的蓝帽子（蓝色帽状，“小蓝帽”下面标有批准文号）标志，然后看自己是否为适宜人群，再做决定。

3. 不要盲目相信广告

目前保健品假冒药品主要是通过在产品名称、外包装、功能和广告宣传上做文章，消费者需要小心辨别。首先从名称上暗示对某种疾病有独特的疗效，如“骨质增生一贴灵”、“脚癣一次净”、“菌必净”等。还有些名称高度仿药品，如“慢炎舒柠”、“慢咽舒宁”（仿国药准字“慢严舒柠”）、“双黄连口服液”（仿“双黄连口服液”）、“666 皮炎平”（仿“999 皮炎平”）等。其次外包装上也会做文章。它们普遍仿造药品包装的图案、风格；标示有药品特有的标志，如药典中收录的主要成分、OTC 标志、外用药标志等;在包装、标签、说明书上标示“药”、“纯中药”等字样。还有在生产企业名称上做文章,多仿药品生产企业名称,且有的产品确为药品生产企业生产的。常见的有医药生物公司、保健品公司等。在功能上也可做文章,如在包装标志及说明书中直接标示功能主治、适应证及用法用量,以暗示整个产品的治疗作用;超出保健功能,暗示对各种疾病有治疗作用,有的甚至对疗效作出承诺,其宣称的适应范围不但超出保健范围,甚至超过同类药品的适应范围。主要集中在关于各类皮肤疾病、妇科疾病、糖尿病、心脑血管病、痔疮、跌打损伤等方面的产品,有些还宣称能治疗消化不良、鼻炎、鼻窦炎等。

四、有益于中老年人健康的食品

有益于中老年人健康的食品主要包括6类:① 降低血脂的食品:大豆、花生、大蒜、洋葱、蘑菇、芝麻、茶叶、海藻等;② 软化血管的食品:黑木耳,蜂蜜,大枣,番茄,绿色、黄色蔬菜以及水果;③ 促进睡眠的食品:牛奶、核桃、枣仁等;④ 健脑、延缓大脑衰老的食品:核桃、葵花籽、芝麻、豆制品、瘦肉、蔬菜、水果;⑤ 降低血压的食品:芹菜、香蕉、番茄、黄瓜、绿茶等;⑥ 预防动脉粥样硬化的食品:牛奶、木耳、燕麦、鱼等。

五、选用保健食品的误区

误区一:老年人常服药酒好

将药物泡于酒中,使药物中的有效成分溶于酒中,就成为药酒。因酒有畅通血脉、散瘀活血、祛风散寒、消冷疾、提精神、引药上行、助药力之功效。所以,药与酒在一起,可增强药力,这是其长处。老年人当然可常服用药酒,因药酒有助于药效之发挥。

但是，患有肝炎、肝硬化、食管炎、胃炎、胃溃疡、胰腺炎的人不宜用药酒。适宜用药酒的老年人，也不得随意超量服用，更不能因为所用药酒是补益性质的，就多多益善，滥饮起来。

误区二：滋补药对任何人都适宜

老年人并不是人人都"年老体衰"，有很多生活在广大农村、山区的老农民，在辽阔草原上的老牧民，以打鱼为生的老渔民，辛勤劳动的老工人和一些从事脑力劳动的科学家、医生、艺术家等，有的七八十岁，身体仍很健康。但是，历代皇帝、贵族、皇亲国戚，终日追求长生不老，吃的是山珍海味，服的是名贵补品，但健康、长寿者寥寥无几。这说明健康、长寿决非靠服用补品所能获得的。人到中老年，一般各个组织和器官的机能减退，表现为体质衰弱、抗病能力低下，可产生听力、视力减退，头发转白、脱发、健忘、失眠等现象，也有不少人患了慢性病。从中老年人自身来说，总希望自己身体强健、延年益寿，适当服用一些滋补品，确实可以帮助增强体质，延缓衰老，防治疾病。所以，中老年人用点滋补剂也是可行的，有助于健康长寿。但老年人服用补药，应当区分2种情况：①因病而补，要根据病情施补，对症选用相应的补药；②无病养身的滋补，应根据自己的体质、年龄、性别、生活环境、气候等情况，选择合适的滋补品。从时间、气候上来说，一年四季皆可进补，但选用补药有所不同：春天，气候转暖，为协助人体正气之生发，可选服红参、太子参、党参等，以补益元气，但用量不宜大；夏季，气候炎热，宜用清补剂，可选用绿豆、莲子、梨等；秋天，风物干燥，宜滋润，滋养为主，可酌情选用麦冬、沙参、莲藕、银耳等；冬天，气候寒冷、人体热量消耗大，宜用温补，可选用人参、西洋参、虫草、羊肉等。

误区三：中老年人一定要补钙

骨质疏松症带来的严重后果有疼痛、易骨折，老年人对此心存恐惧，再加上广告上对补钙作用的夸大，使许多老年人开始盲目补钙。老年人补钙过量，不但无益反而有害，造成这种局面的主要原因是老年人在认识上存在着2个误区。

第一，补钙能治好骨质疏松。骨质疏松症是一种全身性的代谢性骨骼疾病，是人体衰老的表现。女性在绝经后5～10年，男性在65～70岁一般都会出现骨质疏松。无论是男性还是女性，一般在30～35岁达到一生中所获得的最高骨量，称为峰值骨量。此后，就开始骨丢失，特别是绝经后的女性，骨量丢失速率明显加快，男性不存在快速丢失期。由此可见，要想老来骨头硬朗，就得在35岁之前打好基础。底子厚了，到老了才剩得多。所以，中老年人大量补钙并不能逆转骨量减少的趋势，也不可能治愈骨质疏松。某些广告上宣传吃了某种补钙制剂，就能治疗骨质疏松，是没有科学依据的。

第二，钙补得越多越好。许多中老年人误认为，钙补得越多，吸收得也越多，形成的骨骼就越多，其实不是这样。通常，中老年人每天需要摄入800mg的钙，过量补钙并不能变成骨骼，反而会引起并发症，如肾结石、血管钙化等危害健康。

总之，食物补钙比药物补钙更安全，有效的补钙方式是在日常饮食中加强钙的摄入量。中老年人可每天坚持喝2杯牛奶，多吃奶制品、虾皮、黄豆、青豆、豆腐、芝麻酱等含钙丰富的食物。其次，选择健康的生活方式，少喝咖啡和可乐，不要吸烟，因这些都会造成骨量丢失。除此以外，晒太阳和户外运动也有利于钙的吸收和利用。这些都是安全的补钙方法，中老年人根本没有必要每天服用钙剂。